パニック症・社交不安症・恐怖症患者さんのための

認知行動療法
やさしくはじめから

稲田 泰之　楠 無我

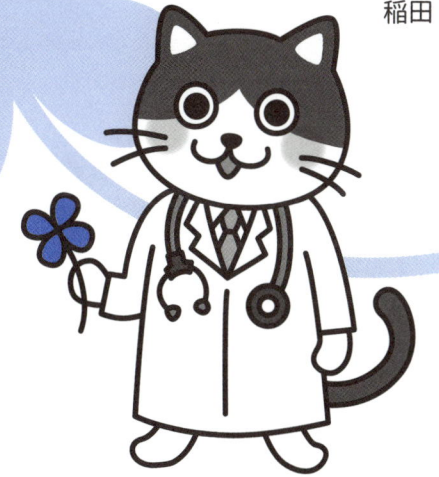

じほう

　不安症は，のちの解説にもあるとおり，脳の機能異常によって生じる病気です。機能異常には，お薬（薬物療法）がよく効きます。しかし一方で，症状をどのように捉えて（認知），どのようにふるまうか（行動）が，症状の改善に大きく影響する病気でもあります。したがって，病気の特性を正しく学び，症状に対する認知的・行動的な対処法を身につけることが，薬物療法と同じくらい重要です。そしてそのトレーニングを効果的に行う方法が，認知行動療法と呼ばれる精神療法（心理療法）です。

　しかし，通常，認知行動療法は1回あたり30分～1時間程度のセッションを10回前後行うことが多く，効果は認められるものの，時間とお金のかかる治療法と思われています。そのため実施している医療機関が少なく，残念ながら，不安症の中心的な治療法と胸を張れるほどは普及していません。ただ，実際のところ，すべての患者さんに50分×10回の認知行動療法プログラムが必要なわけではなく，薬物療法と数回の認知行動療法的アプローチで良くなる方もたくさんいます。限られた診療時間の中であっても，ポイントを押さえれば効率的な認知行動療法を行うことも可能なのです。我々の医療機関では，通常の診療の中でもできる認知行動療法のあり方を考え，これまで試行錯誤を繰り返してきました。その結果，有用だった方法の一つが，患者さんに治療のエッセンスをまとめた冊子をお渡しして，診療時間外に読んだり，記録を書き込んでもらったりするという方法です。本書はその冊子をもとにしつつ，新たに書籍として加筆修正を加えたものです。

　このような経緯があるので，本書は単なる読み物というより，道具に近いものです。使うことで初めて真価を発揮します。ページをめくるとイラストや表が多いことに気づかれるでしょう。これは主治医と患者さんが一緒に本書を広げ，主治医が図表を指差しながら説明する状況を想定しています。この場合，患者さんは言葉による説明を耳で聞き，それをわかりやすくするための視覚的なイメージを本書から得るという使い方になります。一方で，一度の説明だけでは理解が追いつかないことや，説明を聞くことで疑問が湧いてくることもあ

ると思います。そんなときは，診察室以外の場面でじっくりと本書を読み込んでみてください。本書にはイラストや表と並んで，文字での解説も加えてあります。一つひとつの説明は読んでいて疲れない程度の長さになっていますので，診療の中で説明を受けたページをその日のうちに読み返すと理解が深まるでしょう。ちなみに本書は，診察はもちろん，電車内やカフェなどでも周りの目を気にすることなく読めるよう，カバーを外すと書籍のタイトルや内容がわからなくなるように配慮されています。認知行動療法の一環として，苦手な状況にチャレンジする際は，ぜひ持ち歩いていただき，道具として最大限に活用してもらえたらと思います。

　一方，道具としての使いやすさを最優先にしたため，通読すると疾患ごとに同じ記述が何度も登場するなど，書籍としては少し違和感のある作りになっているかもしれません。本書では，パニック症，社交不安症，恐怖症という3つの不安症を扱っているので，まずは自分に該当すると思うところから読み進め，書き込みをしていってください。そのうえで，その他の疾患のページにも目を通してみることをお勧めします。不安症の患者さんには，複数の症状をもっている方もたくさんいます。例えばパニック症と社交不安症，パニック症と嘔吐恐怖症などのように，複数の観点から治療を進めていく必要がある場合もあります。本書全体に目を通すことは，症状の合併がないかを確かめ，あらためてご自身の症状の実態を把握する機会になるはずです。

　本書が不安症で苦しむ皆様のお役に立てることを願っています。

2019年6月

医療法人悠仁会

稲田　泰之

本書の使い方

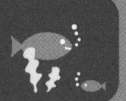

チェックシートで
確認しましょう

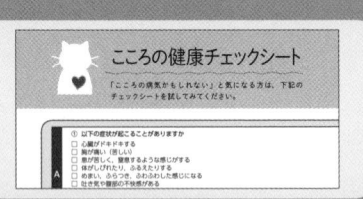

あてはまる病気の
特徴を読みましょう

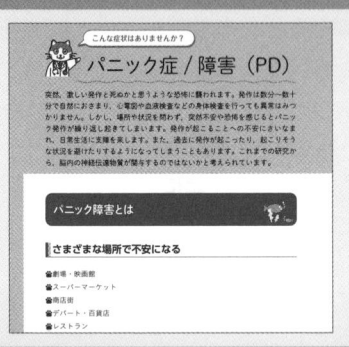

①医療機関を受診しましょう

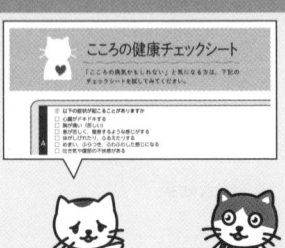

②医療者にチェックシートを
見せながら相談しましょう

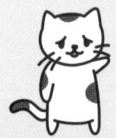
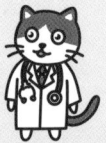

医療者の指示に応じて，認知行動療法をはじめましょう

※セルフケアとしてもご利用いただけます

医療者へ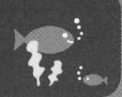

本書のチェックシートや
問診から，診断する

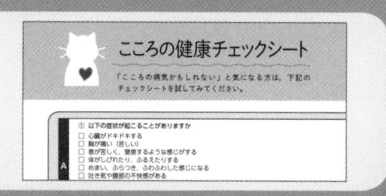

該当する疾患について，
患者さんと一緒に
本書を読みながら説明する

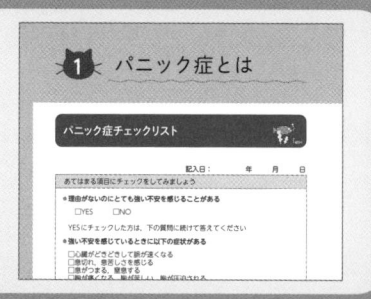

患者さんの状態に応じて，
認知行動療法を実践する

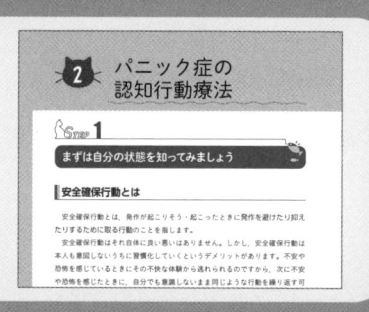

実践後，患者さんと一緒にワークシートの内容を振り返る

目　次

第1章　パニック症

1 パニック症とは

2 パニック症の認知行動療法

第2章　社交不安症

1 社交不安症とは

2 社交不安症の認知行動療法

第3章　恐怖症

1 恐怖症とは

2 恐怖症の認知行動療法

こころの健康チェックシート

「こころの病気かもしれない」と気になる方は，下記の
チェックシートを試してみてください。

A

① 以下の症状が起こることがありますか
- □ 心臓がドキドキする
- □ 胸が痛い（苦しい）
- □ 息が苦しく，窒息するような感じがする
- □ 体がしびれたり，ふるえたりする
- □ めまい，ふらつき，ふわふわした感じになる
- □ 吐き気や腹部の不快感がある

B

① 以下の状況で苦手なものはありますか
- □ 緊張して人前で話すのが苦手
- □ 他人の前で字を書くのが苦手
- □ 誰かが横にいると電話しづらい
- □ 初めての人と会うのが苦手
- □ 知らない人がいる集まりなどが苦手
- □ グループ活動などが苦手
- □ 授業や会議のとき，発言するのが苦手
- □ 人に見られていると仕事がはかどらない
- □ 偉い人と接するのが苦手
- □ 人前で食事をするのが苦手
- □ 知らない人に電話をかけるのが苦手

C

① 以下の状況や物で，特に恐れているものがありますか
- □ 動物（クモ，昆虫，犬など）
- □ 自然現象（台風，地震，雷など）
- □ 血液，注射，怪我など，体や医療に関すること
- □ 乗り物や状況（飛行機，電車，自動車，エレベーター，高所など）
- □ 窒息，嘔吐，騒音

これらは脳のセロトニンなどの神経伝達物質が関係する病気といわれています。

② ①で選んだ症状が起こることがこわくて，以下のような行動をとることがありますか
- □ 公共交通機関（電車やバスなど）に乗るのを避ける
- □ 人ごみを避ける
- □ 歯医者・美容室などを避ける
- □ 自宅から遠くに外出することを避ける
- □ 信頼できる人と一緒じゃないと出かけられないところがある
- □ 避けていることはないが，強い恐怖や不安を感じながら耐え忍んでいる

▶ ①と②の両方で1つ以上あてはまる場合は

パニック症

かもしれません

4ページへ

② ①で選んだものに対して，以下のような症状が起きたり避けたりすることがありますか
- □ 激しくドキドキしてしまい，苦痛を感じる
- □ 激しく汗をかいてしまい，苦痛を感じる
- □ 顔が赤くなったり，手や体がふるえたりしてしまい苦痛を感じる
- □ 人目を浴びる状況を避ける
- □ 人から評価される状況を避ける
- □ 人ごみへの外出や外食などを避ける
- □ 授業や会議に出席することを避ける
- □ 人と接することを避けたり，話しかけられないようにする
- □ 避けていることはないが，強い恐怖や不安を感じながら耐え忍んでいる

▶ ①と②の両方で1つ以上あてはまる場合は

社交不安症

かもしれません

6ページへ

② ①で選んだものに対して，以下のような行動をとることがありますか
- □ 遭遇しないようにあらかじめ避ける
- □ 遭遇したらすぐに逃げる
- □ 強い恐怖や不安，嫌悪感を感じながら耐え忍んでいる

▶ ①と②の両方で1つ以上あてはまる場合は

恐怖症

かもしれません

8ページへ

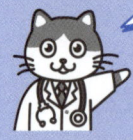

パニック症／障害（PD）

突然，激しい発作と死ぬかと思うような恐怖に襲われます。発作は数分〜数十分で自然におさまり，心電図や血液検査などの身体検査を行っても異常はみつかりません。しかし，場所や状況を問わず，突然不安や恐怖を感じるとパニック発作が繰り返し起きてしまいます。発作が起こることへの不安にさいなまれ，日常生活に支障を来します。また，過去に発作が起こったり，起こりそうな状況を避けたりするようになってしまうこともあります。これまでの研究から，脳内の神経伝達物質が関与するのではないかと考えられています。

パニック症とは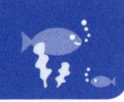

さまざまな場所で不安になる

- 劇場・映画館
- スーパーマーケット
- 商店街
- デパート・百貨店
- レストラン
- 美術館・博物館
- エレベーター
- 講堂・公会堂・スタジアム・野球場
- 駐車場・ガレージ
- 高い場所
- 地下道・トンネル
- 戸外（公園，水田，広い道路，野原）
- 室内（大広間，大きなホテルのロビー）

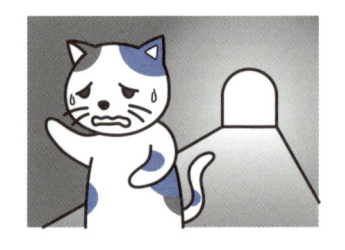

交通機関で不安になる

- 市内バス・高速バス
- 普通列車
- 特急列車・新幹線
- 地下鉄
- 飛行機
- 船

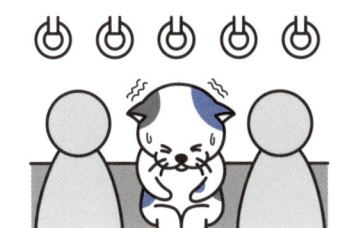

車に乗ったり運転すると不安になる

- 普通の道路
- 高速道路

さまざまな状況で不安になる

- 長い行列に並ぶ
- 橋・陸橋を渡る
- パーティーや集会に出る
- 通りを歩く
- 自宅に一人だけで過ごす
- 自宅から離れて遠くに外出する
- 歯医者・美容院に行く

パニック症の治療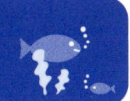

薬物療法

　不安を和らげる抗不安薬やうつ病の治療薬を使って，パニック発作を起こさないようにします。

認知行動療法

　主にエクスポージャー療法（曝露療法）という手法を用いて，苦手な体の感覚やいままで避けていた場所や状況に徐々に慣れてもらいます。

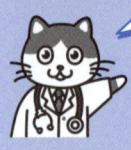

社交不安症 / 障害（SAD）

人前で行動したり，話をしたりするとき，恥をかいてしまうのではという強い恐怖感に襲われます。
また人前で赤面や吃音，ふるえなどの症状が現れたり，激しい汗や動悸が生じることもあります。

社交不安症とは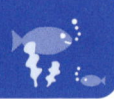

　極度のあがり症などによって社会生活が妨げられてしまう，こころの病気です。発症には遺伝的な要素や環境などが複雑にからみ合っていますが，特に脳の扁桃体とよばれる部位の働きが過敏になると，身体症状が増大するといわれています。

人に "見られている気がする" ことへの不安

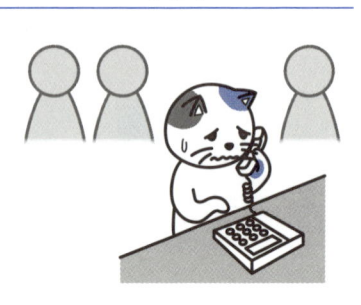

- 🐾人前で電話をかけるとき
- 🐾公共の場で食事をするとき
- 🐾パーティーや集まりに参加するとき
- 🐾人に姿を見られながら仕事（勉強）をするとき
- 🐾公衆トイレで用を足すとき
- 🐾他の人たちが着席して待っている部屋に入って行くとき
- 🐾試験を受けるとき

人と接するときの不安

- 🐾少人数のグループ活動に参加するとき

- 😺人と一緒に公共の場でお酒を飲むとき
- 😺権威ある人と話をするとき
- 😺あまりよく知らない人に電話をするとき
- 😺まったく初対面の人と会うとき
- 😺あまりよく知らない人に不賛成であると言うとき
- 😺あまりよく知らない人と目を合わせるとき
- 😺誰かを誘おうとするとき
- 😺店に品物を返品するとき
- 😺強引なセールスマンの誘いに抵抗するとき

注目を浴びることへの不安

- 😺観客の前で何か行為をしたり話をするとき
- 😺人々の注目を浴びるとき
- 😺会議で意見を言うとき
- 😺仲間の前で報告するとき
- 😺パーティーや集会を主催するとき

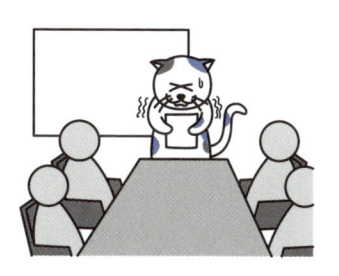

社交不安症の治療

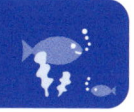

薬物療法

　社交不安症による身体症状は，現在，薬による治療で改善しやすいといわれています。治療には，SSRI（選択的セロトニン再取り込み阻害薬）という薬に，速効性のある抗不安薬などを併用します。

認知行動療法

　注意のシフトトレーニングやビデオフィードバック実験，行動実験など，いくつかの手法を組み合わせて苦手な状況への対応力を高めていきます。

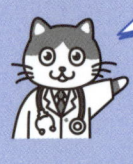

恐怖症（限局性恐怖症，特定の恐怖症）

ある特定の状況や対象に対し，過剰な不安や恐怖，嫌悪感を抱きます。それらを避けたり，苦痛を感じながら耐え忍んだりしてしまうと，日常生活に支障を来すようになります。

恐怖症とは

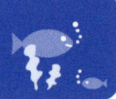

　誰しも怖いものや苦手なものを１つや２つもっているものですが，不安や恐怖，嫌悪感が強すぎるあまり，生活に支障が出てしまっている場合は恐怖症と診断されます。

動物に恐怖・嫌悪感を抱く

- クモ，昆虫
- ヘビ
- ヤモリ，イモリ，トカゲ
- カエル
- 犬，猫

自然現象・環境に恐怖を抱く

- 台風
- 地震
- 雷
- 水
- 高所

体や医療に関することに恐怖・嫌悪感を抱く

- 🐾 血液
- 🐾 注射などの医療的処置
- 🐾 その他の医療器具
- 🐾 衛生用品

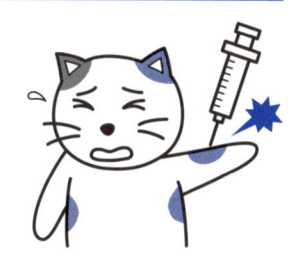

特定の状況に恐怖を抱く

- 🐾 飛行機，電車，自動車などに乗ること
- 🐾 エレベーター，トンネルなどの閉所
- 🐾 橋を渡ること

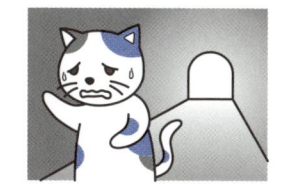

その他，以下の対象に恐怖や嫌悪感を抱く

- 🐾 窒息
- 🐾 嘔吐
- 🐾 騒音
- 🐾 刃物
- 🐾 尖ったもの

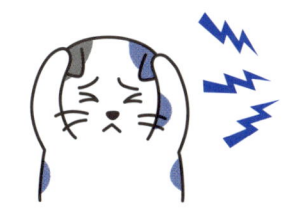

恐怖症の治療

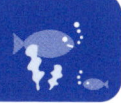

薬物療法

不安を抑える抗不安薬や抗うつ薬が用いられることがあります。

認知行動療法

主にエクスポージャー療法（曝露療法）という手法を用いて，苦手な対象や状況に少しずつ慣れていきます。

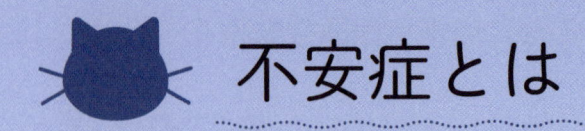

不安症とは

　本書では，数ある心の病気のなかでも**不安症**にスポットを当てています。**不安症とは，不安や恐怖・心配が強すぎたり，生活全般にわたってしまったりすることで，本来の日常生活が送れなくなってしまう病気**の総称です。ひとくちに不安症といっても，その種類はさまざまであるため，具体的な病名としてはさらにいくつかの病名に分類することができます。本書では不安症のなかでも特に患者さんの数が多い，**パニック症，社交不安症，恐怖症**を取り上げました。

　不安症は，うつ病や近年急速に知られるようになってきた発達障害などと比べると，まだまだ世間に十分に知られていない精神疾患であるといえます。精神疾患の認知度を調べたある調査[1]では，95％もの人がうつ病を知っていたのに対し，不安症のなかでもパニック症は80％，社交不安症は約25％でした。また，別のアンケート調査[2]によると，うつ病について病気の内容を知っていると回答した人は8割にのぼりましたが，パニック症については半数程度でした。うつ病と比較すると，残念ながら不安症はあまり知られていません。

　不安症があまりよく知られていないのは，うつ病より患者さんが少ないからだと思うかもしれませんが，うつ病と不安症の有病率は，ほぼ同程度であることがわかっています[3]。本書を手に取った方のなかには，「自分だけが珍しい病気になってしまった」「周囲の人に病気のことを理解してもらえない」と不安にさいなまれている方もいるかもしれません。しかし，ここまで述べたとおり，不安症は決して珍しい病気ではありませんし，専門医療機関を受診して適切な診断を受け，治療すれば回復が期待できる病気です。

　また，読者のなかにはまだ医療機関で診断を受けておらず「もしかしたら自分は不安症かもしれない」と疑問をもって，この本を手に取った方もいるかもしれません。本書を読み進めていくと，自分自身がパニック症や社交不安症，恐怖症など，どの疾患にあてはまるか，おおよその見当はつけられるかもしれ

ません。しかし，診断は専門医の診察のもとでつけられるものです。あてはまりそうだけどまだ医療機関を受診していない方は，できるだけ早く専門医のもとを訪ねてみてください。多くの精神疾患がそうであるように，不安症も早期に気づくことができれば治療も短い期間で済み，早く元通りの生活を取り戻すことができます。

　また，本書は医療機関での診療のなかで活用されることや，医療機関での診療と並行して患者さんがセルフケアを行うためのツールとして作成されたものです。本書の有効性を最大限に感じてもらうためにも，医療機関での専門治療は欠かせないものと理解しておいてください。

引用文献

1) アステラス製薬，他：一般生活者600名の「社会不安障害（SAD）」に関する認識調査．2006
   (https://www.meiji-seika-pharma.co.jp/pressrelease/2006/detail/060202_01.html)
2) 東京都生活文化局：こころの病気に関する世論調査．2013
3) 川上憲人：精神疾患の有病率等に関する大規模疫学調査研究；世界精神保健日本調査セカンド．
   2016

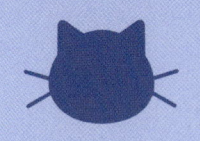

認知行動療法とは

　認知行動療法とは，精神療法（心理療法）と位置づけられるものの一つで，**患者さんがもっている物事の捉え方や考え方，行動パターンに着目して介入していく方法**です。もともとはうつ病や不安症（パニック症，社交不安症，恐怖症）の治療法として発展してきたものですが，近年では生活習慣病などの身体疾患などにも取り入れられるようになってきました。

　認知行動療法という言葉の意味ですが，物事の捉え方や考え方を**認知**，意識的に行われる活動や「思わずそうしてしまう」というような無意識的な反応の両方を含む行動のパターンを**行動**とよんでいます。少し難しい説明になってしまいましたが，疾患ごとのページを読み進めていくと，認知や行動がどのように症状を維持したり，あるいは悪化させたりしているのかが理解できるようになると思います。そして，現在の認知や行動を，どのように変化させていけば，症状の改善が見込めるかという糸口もみえてくるはずです。

　詳細は，疾患ごとの説明箇所を読んでいただくとして，ここでは認知行動療法に特徴的といえる考え方を2つ紹介します。

発病の原因ではなく，治らない原因を分析し，変化させる

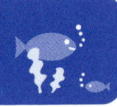

　不安症の原因は，現在では「脳内の神経伝達物質が通常と異なった動きをすることで生じる脳の病気」として認識されるようになってきました。しかし，かつては幼少期の特定の出来事やトラウマが原因であり，精神療法（心理療法）によって，その原因を明らかにしたり，克服をしたりすることが治療になると考えられてきました。このような考え方は「発病の原因」が単純でわかりやすいため，どこか人を惹きつける歯切れの良さがあるのかもしれません。実際

に，診療のときに「なぜ不安症になったのでしょう？」と聞かれることはよくあります。

　納得できる答えがほしいという患者さんの気持ちは非常によくわかります。しかし，認知行動療法では，過去の特定の出来事が病気の原因になっているという考え方はせず，基本的には現在生じている出来事に注目していきます。なぜなら，病気になった根本的な理由は単純にわかるようなものではないからです。

　もちろん，不安症の患者さんで脳機能の問題が生じていることは明らかです。しかし，なぜそのような脳機能の問題が生じたのかを考えても，その答えを単純に1つに絞ることはできません。そうであれば，原因は何であれ，いま起きているどんな現象や出来事によって症状が出続け，病気が治らないのかを分析していくことのほうが，解決への近道になるはずです。

　一つわかっていることは，不安症は脳の機能異常であり，これに対しては薬による治療が有効であるということです。その一方で，不安症の症状が出たり悪化したりしてしまう「物事の捉え方」や「対処行動の取り方」も明らかになっています。これらに対しては，認知行動療法が効果を発揮します。つまり，薬による治療に加え，並行して認知行動療法に取り組んでいくことが回復への一番の近道になります。

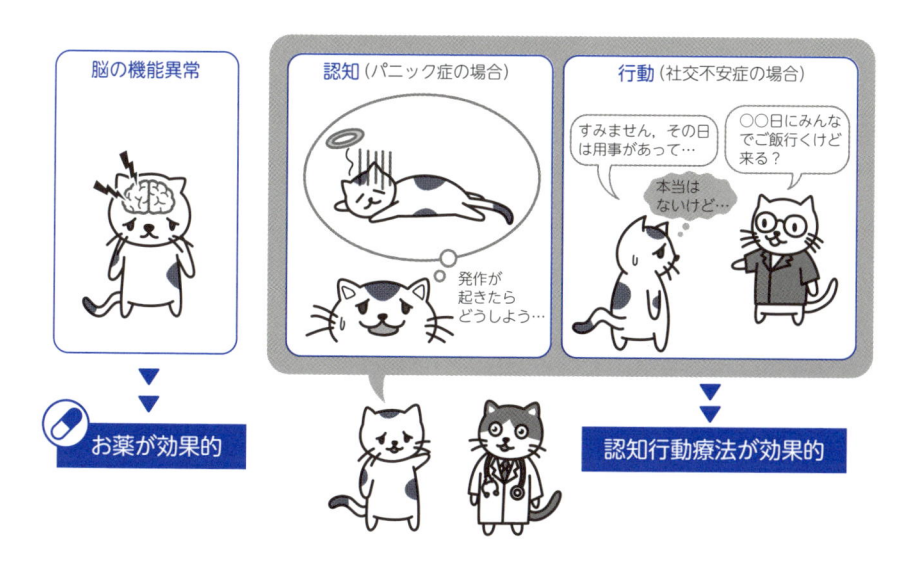

自分が自分の治療者になることを目標とする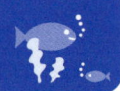

　認知行動療法は，"自分で自分の治療者になることを目指す方法である"と表現されることがあります。どういうことでしょうか。実は，認知行動療法は「治療を受ければ治る」という性質のものではないのです。「療法」と名前がついてはいますが，どちらかというと患者さんが「習い，身につける」というトレーニングの意味合いが大きいものです。このことは，認知行動療法を行ってどれくらいの効果が得られるかということにも関わります。

　用意されている課題をしっかりこなすことができれば，より高い効果を期待することができますし，実際に行動を起こさなければ何の効果も得ることができません。もちろん，本書についてもただ内容を読んだだけでは目に見える成果は得られないでしょう。その意味でも，認知行動療法はダイエットや筋力トレーニングと似たようなところがあり，残念ながらそれなりの覚悟が必要な方法であると言わざるを得ません。

　しかし，ダイエットや筋力トレーニングを行うとき，さまざまな器具や教則本がサポートしてくれるように，皆さんが認知行動療法を行っていくうえでは本書が有用なツールとなるはずです。

　本書の課題を一つひとつ自分のペースで取り組んでいけば，着実に"自分自身の治療者"となることに近づいていけることでしょう。

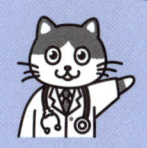

パニック症・社交不安症・恐怖症に対処するための リラクセーション法

発作や症状が現れているときは，体の交感神経が亢進し，さまざまな自律神経症状と不安・恐怖が生じます（**図1**）。これはパニック症，社交不安症，恐怖症のいずれにも共通するメカニズムです。一方，リラックスしたときは，副交感神経が優位になり，体の反応や心理的な状態が穏やかになります。不安や緊張が高まっているときの体の状態は，リラックスした状態とは真逆の状態といっていいでしょう。つまり，意図的に体をリラックスした状態へと近づける

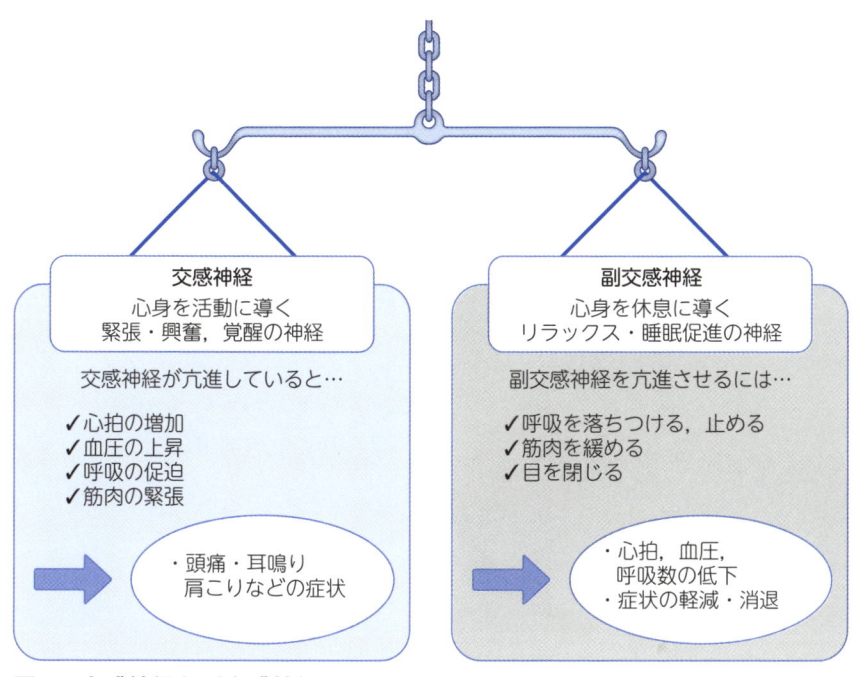

交感神経
心身を活動に導く
緊張・興奮，覚醒の神経

交感神経が亢進していると…

✓心拍の増加
✓血圧の上昇
✓呼吸の促迫
✓筋肉の緊張

・頭痛・耳鳴り
　肩こりなどの症状

副交感神経
心身を休息に導く
リラックス・睡眠促進の神経

副交感神経を亢進させるには…

✓呼吸を落ちつける，止める
✓筋肉を緩める
✓目を閉じる

・心拍，血圧，
　呼吸数の低下
・症状の軽減・消退

図1　交感神経と副交感神経

ことができれば，発作や症状に落ち着いて向き合い，対処できるものにしていくことができます。今後，認知行動療法を進めていくうえでも，リラクセーション法が身についていると役立つ場面があります。はじめに練習しておきましょう。

　リラクセーション法は単純そうに見えて習得に時間がかかります。まずは1日の中で時間を決めて，毎日実践することを繰り返さなくてはなりません。体が緊張しているときとリラックスしているときの違いがはっきりわかり，意識的にリラックスの状態を作れるようになるまで根気よく練習しましょう。練習を重ねれば，緊張に対してはリラクセーションで反応するという習慣がついてきます。

腹式呼吸法
① 椅子に座って，軽く背もたれにもたれて楽な姿勢をとってください。 ② おちょぼ口にし，5〜10 秒程度，細く遠くに，下腹をへこますように息を吐き出します。 ③ 3 秒くらいかけて下腹を膨らますように息を吸います。 ④ 2 秒くらい息を止めます。 ⑤ ②〜④を 3 分ほど繰り返しましょう。

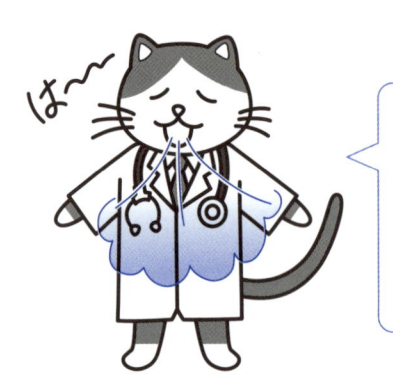

体がリラックスするのは**息を吐く**ときです。

息を吐くときに体の力がゆるむ感覚をよく観察すると，リラックスしている感覚がよくわかります。

筋弛緩法

① 小さく息を吸い込み，7秒間息を止めます。

② 息を止めている間に，下記のリストのいずれかの方法で筋肉を緊張させます（いくつかを同時に行うこともできます）。

③ 7秒経ったらゆっくり息を吐きながら，「リラックスしよう」と自分に声をかけます。このとき，緊張が緩む感覚を観察してください。

④ 1分間ゆっくり呼吸をし，息を吐くたびに「リラックス」と自分に声をかけながら，リラックスしている感覚を味わってください。

⑤ ①〜④を何度か繰り返してください。

🐾座っているときと立っているとき（どちらでもできる方法）

・こぶしを握りしめる
・両脇をしめて腕を体に押しつける
・両腕を組んで体に押しつける
・体の前で両手を組み（左右の指を組む），組んだ両手を左右に引っ張り合う
・背中の後ろで両手を組み（左右の指を組む），両手を引っ張り合いながら背中に押しつける
・首をすくめて肩を上げる

🐾座っているときの方法

・手のひらを向かい合わせにして両手を膝の上に置き，手のひら同士を押しつけあう
・首の後ろで両手を組み（左右の指を組む），組み合わせた手のひらと頭を押しつけあう
・椅子の座面を引っ張りあげる
・椅子の背もたれの後ろに腕をまわし，両腕を背もたれに押さえつける
・くるぶしで足を交差させ，足同士を押さえつけあう

🐾立っているときの方法

・両ひざの関節を，本来曲がるのとは逆の方向に向けて，目一杯伸ばすようにする
・手すりのようなものを両手でしっかりと握りしめる

第1章
パニック症

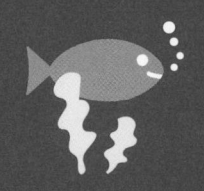

1 パニック症とは

パニック症チェックリスト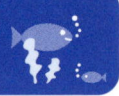

記入日：　　　　年　　　月　　　日

あてはまる項目にチェックをしてみましょう

● 理由がないのにとても強い不安を感じることがある

　　□YES　　　□NO

　YESにチェックした方は，下の質問に続けて答えてください

● 強い不安を感じているときに以下の症状がある

　□心臓がどきどきして脈が速くなる
　□息切れ，息苦しさを感じる
　□息がつまる，窒息する
　□胸が痛くなる，胸が苦しい，胸が圧迫される
　□めまいがする，ふらつく，頭がボーっとする，気が遠くなる
　□手足や体がふるえる
　□手足や体がしびれる
　□やたらと汗が出る
　□頭や体がカーっと熱くなる，手足が急に冷たくなる，寒気がする
　□吐き気がする，お腹が痛くなる
　□自分が自分でないような気がする
　□いまにも死んでしまうのではないかと思う
　□気が狂うのではないかと，とんでもないことをしそうと思う

　4つ以上チェックした方は，下の2つの質問にも答えてください

● 強い不安を感じたことが今まで2度以上ある

　　□YES　　　□NO

● 強い不安を感じたことがまた起こるのではないかと心配でたまらない状態が1カ月以上続いている

　　□YES　　　□NO

広場恐怖チェックリスト

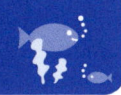

　あなたは次の場所を回避しますか。信頼している誰かと一緒にいるときと，自分一人だけのときに分けて，当てはまるほうに○をつけてください。当てはまらないところは，空白にしておいてください。

記入日：　　　　年　　　月　　　　日

場所	誰かと一緒	自分一人
劇場，映画館	避ける　避けない	避ける　避けない
スーパーマーケット	避ける　避けない	避ける　避けない
商店街	避ける　避けない	避ける　避けない
教室	避ける　避けない	避ける　避けない
デパート，百貨店	避ける　避けない	避ける　避けない
レストラン	避ける　避けない	避ける　避けない
美術館，博物館	避ける　避けない	避ける　避けない
エレベーター	避ける　避けない	避ける　避けない
講堂，公会堂，スタジアム，野球場	避ける　避けない	避ける　避けない
駐車場，ガレージ	避ける　避けない	避ける　避けない
高い場所（　　階）くらいの高さ	避ける　避けない	避ける　避けない
狭く閉じられたところ（地下鉄，トンネルなど）	避ける　避けない	避ける　避けない
広いところ		
戸外（公園，水田，広い道路，野原）	避ける　避けない	避ける　避けない
室内（大広間，大きなホテルのロビー）	避ける　避けない	避ける　避けない

乗り物に乗ること				
市内バス	避ける	避けない	避ける	避けない
高速バス	避ける	避けない	避ける	避けない
普通列車	避ける	避けない	避ける	避けない
快速電車，特急電車	避ける	避けない	避ける	避けない
新幹線	避ける	避けない	避ける	避けない
地下鉄	避ける	避けない	避ける	避けない
飛行機	避ける	避けない	避ける	避けない
船	避ける	避けない	避ける	避けない
車を運転したり乗ったりすること				
普段走るとき	避ける	避けない	避ける	避けない
混雑・渋滞している道路を走るとき	避ける	避けない	避ける	避けない
高速道路を走るとき	避ける	避けない	避ける	避けない
その他の状況				
長い行列に並ぶ	避ける	避けない	避ける	避けない
橋・陸橋を渡る	避ける	避けない	避ける	避けない
式典（結婚式，法事）や集会に出る	避ける	避けない	避ける	避けない
通りを歩く	避ける	避けない	避ける	避けない
自宅に一人だけで過ごす	－		避ける	避けない
自宅から離れて遠くに外出する	避ける	避けない	避ける	避けない
その他（　　　　　　　　）	避ける	避けない	避ける	避けない

最も症状がひどかったときの パニック症チェックリスト

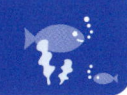

最も症状がひどかった時期：　　　年　　　月頃

あてはまる項目にチェックをしてみましょう

● **理由がないのにとても強い不安を感じたことがある**

　　□YES　　　　□NO

　YESにチェックした方は，下の質問に続けて答えてください

● **強い不安を感じているときに以下の症状があった**

　□心臓がどきどきして脈が速くなる
　□息切れ，息苦しさを感じる
　□息がつまる，窒息する
　□胸が痛くなる，胸が苦しい，胸が圧迫される
　□めまいがする，ふらつく，頭がボーっとする，気が遠くなる
　□手足や体がふるえる
　□手足や体がしびれる
　□やたらと汗が出る
　□頭や体がカーっと熱くなる，手足が急に冷たくなる，寒気がする
　□吐き気がする，お腹が痛くなる
　□自分が自分でないような気がする
　□いまにも死んでしまうのではないかと思う
　□気が狂うのではないかと，とんでもないことをしそうと思う

　4つ以上チェックした方は，下の2つの質問にも答えてください

● **強い不安を感じたことが今まで2度以上あった**

　　□YES　　　　□NO

● **強い不安を感じたことがまた起こるのではないかと心配でたまらない状態が 1カ月以上続いていた**

　　□YES　　　　□NO

最も症状がひどかったときの 広場恐怖チェックリスト

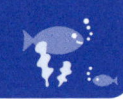

あなたは次の場所を回避していましたか。信頼している誰かと一緒にいるときと，自分一人だけのときに分けて，当てはまるほうに○をつけてください。当てはまらないところは，空白にしておいてください。

最も症状がひどかった時期：　　　年　　　月頃

場所	誰かと一緒		自分一人	
劇場，映画館	避ける	避けない	避ける	避けない
スーパーマーケット	避ける	避けない	避ける	避けない
商店街	避ける	避けない	避ける	避けない
教室	避ける	避けない	避ける	避けない
デパート，百貨店	避ける	避けない	避ける	避けない
レストラン	避ける	避けない	避ける	避けない
美術館，博物館	避ける	避けない	避ける	避けない
エレベーター	避ける	避けない	避ける	避けない
講堂，公会堂，スタジアム，野球場	避ける	避けない	避ける	避けない
駐車場，ガレージ	避ける	避けない	避ける	避けない
高い場所（　　階）くらいの高さ	避ける	避けない	避ける	避けない
狭く閉じられたところ（地下鉄，トンネルなど）	避ける	避けない	避ける	避けない
広いところ				
戸外（公園，水田，広い道路，野原）	避ける	避けない	避ける	避けない
室内（大広間，大きなホテルのロビー）	避ける	避けない	避ける	避けない

乗り物に乗ること				
市内バス	避ける	避けない	避ける	避けない
高速バス	避ける	避けない	避ける	避けない
普通列車	避ける	避けない	避ける	避けない
快速電車，特急電車	避ける	避けない	避ける	避けない
新幹線	避ける	避けない	避ける	避けない
地下鉄	避ける	避けない	避ける	避けない
飛行機	避ける	避けない	避ける	避けない
船	避ける	避けない	避ける	避けない
車を運転したり乗ったりすること				
普段走るとき	避ける	避けない	避ける	避けない
混雑・渋滞している道路を走るとき	避ける	避けない	避ける	避けない
高速道路を走るとき	避ける	避けない	避ける	避けない
その他の状況				
長い行列に並ぶ	避ける	避けない	避ける	避けない
橋・陸橋を渡る	避ける	避けない	避ける	避けない
式典（結婚式，法事）や集会に出る	避ける	避けない	避ける	避けない
通りを歩く	避ける	避けない	避ける	避けない
自宅に一人だけで過ごす	ー		避ける	避けない
自宅から離れて遠くに外出する	避ける	避けない	避ける	避けない
その他（　　　　　　）	避ける	避けない	避ける	避けない

パニック症の基礎知識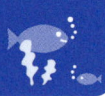

パニック症とはこんな病気です

🐾激しい動悸，息苦しさ，めまい，ふるえなどが急に起こり，強い不安感と，このままでは死んでしまうのではないかという激しい恐怖感にとらわれます。

🐾心臓発作などを疑い，救急車で病院にかけつける患者さんも少なくありませんが，発作は数分〜数十分で自然に治まります。

🐾心電図などの身体検査をしても，体の異常は見つからないのがパニック症の特徴です。

🐾パニック症は100人に1〜3人が発症する疾患です。男性よりも女性が2〜3倍多いことがわかっています。パニック発作に限れば，10人に1人の人が一生に一度は経験します。

パニック症を放っておくと…

うつ病や適応障害になることも

　症状が進むと，1人では外出できなくなり，家に閉じこもる引きこもり状態になります。さらには2次的にうつ病や適応障害になってしまうことがあります。

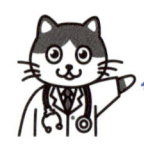

早めに正しい診断を受け，適切な治療を始めることが大切です

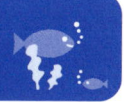

パニック症に関する用語

パニック発作

　パニック発作とは，動悸，息苦しさ，めまい，胸痛，吐き気などの症状が**突然理由もなく出現し，激しい不安に襲われること**をいいます。パニック発作は通常，最初のきっかけから10分以内にピークに達し，**数分〜数十分程度で自然に治まっていきます**。

予期不安

　予期不安とは，パニック発作を経験した後に**また同じような発作が起こるかもしれないと不安に思うこと**です。

　予期不安があると日常的な不安や緊張を高めてしまいます。特に，苦手意識が強い状況で，さらにパニック発作が起こりやすくなるという悪循環が起こります。

広場恐怖

　広場恐怖とは，**パニック発作が起きたときに「逃げるのが難しい」「助けが得られない」と思うような場所や状況を恐れること**です。

　例えば，公共の交通機関，映画館や劇場，人混み，橋，トンネル，商店街やデパート，一人になることなどで広場恐怖を感じることがあります。それらの場所や状況を避けたり，避けていなくても大きな苦痛に耐える必要があったり，実際に行くためには同伴者を必要としたりします。

27

病気の理解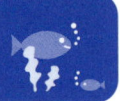

パニック発作の起源

闘争・逃走反応

　危険に対して瞬時に逃げるか闘うかを判断し行動に移すため，脳が体の緊急反応を起こす状態です。生物として生き残るために古来より人間が身につけてきた，危険に対する正常な反応です。現代では外敵に襲われるような出来事はほとんどありませんが，さまざまなストレスに対して闘争・逃走反応が出現します。

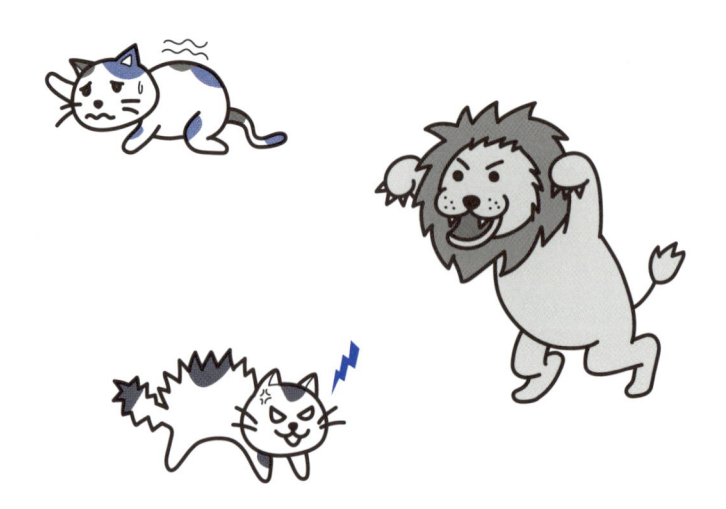

発作が起きる場所

二酸化炭素濃度が高い場所

　二酸化炭素濃度が高まると誰でもパニック発作を起こします。ただし，パニック症の人は**健康な人より低い濃度でも発作が起きやすい**ことがわかっています。このことを"二酸化炭素への過敏性がある"といいます。

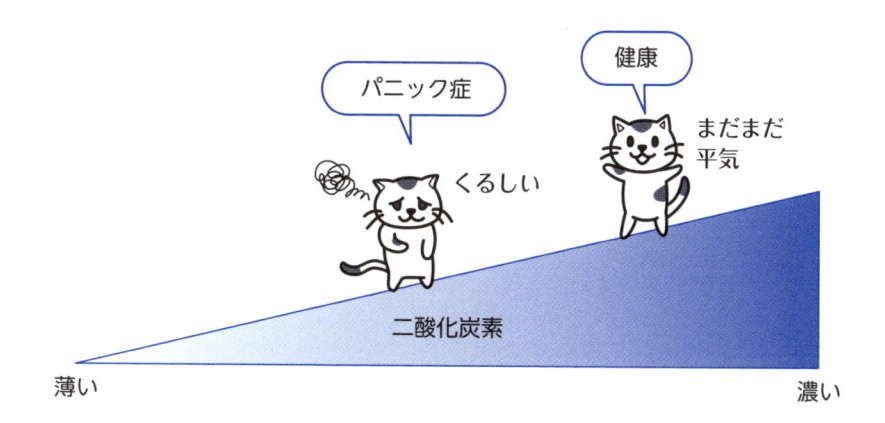

逃げ場がない場所

　安全を確保できないところでは"逃げる"選択肢をとることができないため，不安が高まります。

パニック発作＝"安全な状況での間違った危険信号・過剰反応"

　危険を察知する能力が高すぎるため，安全な場所でも脳がアラーム（不安，恐怖，自律神経系の反応）を発してしまいます。実際には安全を脅かすものはなにもありません。発作が起こりやすい状況に恐怖を感じてしまっているだけなのです。

パニック発作が大きくなる仕組み

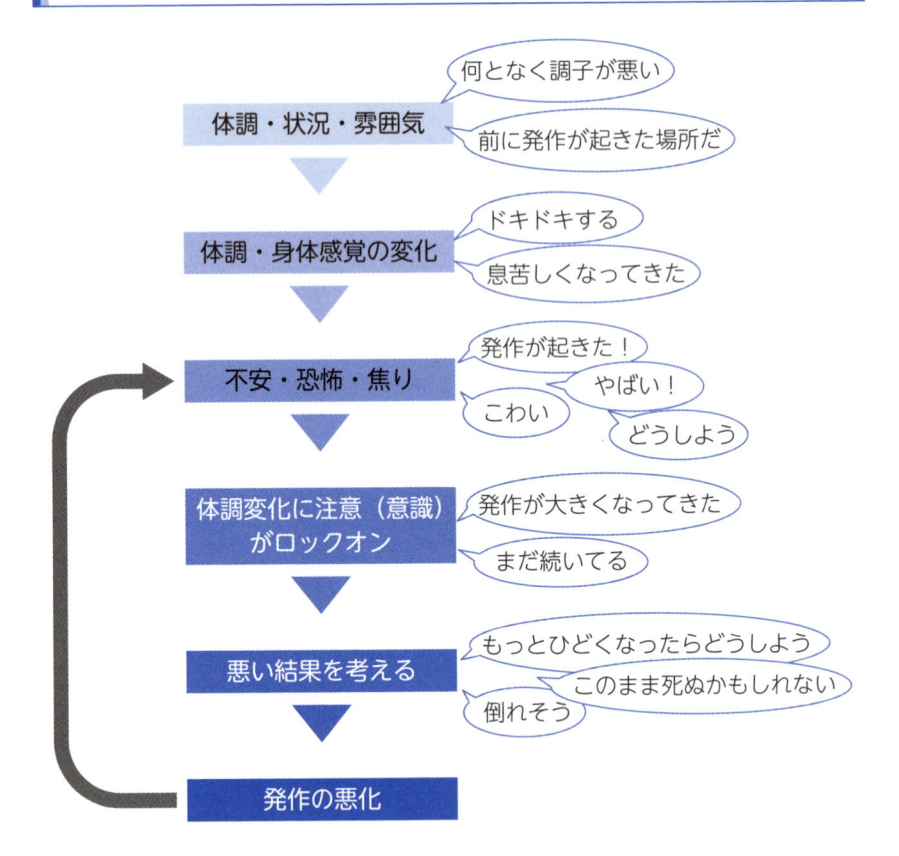

ポイントは体の感覚への過敏性

🐾少しでも体調変化があると，注意がロックオンしてしまう

本来そこでやるべきこと・したいことから注意が逸れてしまい，症状の確認をすることに一生懸命になってしまいます。そうなると些細な体調変化が恐ろしく感じられ，ますます不安や恐怖が高まります。

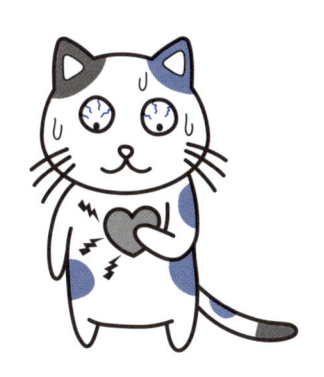

🐾少しでも体調変化があると，ネガティブな予測をしてしまう

些細な体調の変化や違和感があると，最悪の事態（「死んでしまう」など）や症状が悪化することをイメージしてしまいます。本来は些細な体調の変化を，大きな発作に続くものであると誤解してしまうことで，不安や恐怖が高まります。

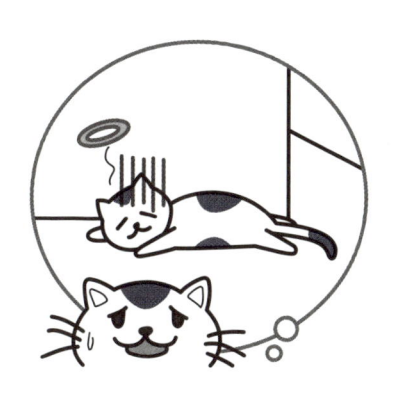

　パニック症では，本来体に無害なパニック発作を恐れるあまり，かえって症状を大きくしてしまったり，日常生活に支障が出てしまったりします（＝**パニック発作恐怖症**）。認知行動療法の目標は，この悪循環を断つために，脳や体が発する過剰な危険信号を無視し，多少の症状があっても本来の日常生活を守れるように，自分の対処法を変えていくことです。

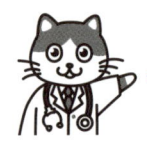

身体感覚に動じなくなることを
目標にしてみましょう

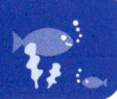
生活上の注意

充分な睡眠と規則正しい生活をこころがけましょう

　パニック症を悪化させる要因として，過労や睡眠不足，過剰なストレスなどがあげられます。生活リズムがくずれると自律神経はなおさら不安定になってしまうので，日常生活では**早寝早起きを維持してみましょう**。また，不眠不休で働くなど心身に過剰な負担がかかることも避けてください。

運動を制限する必要はありません

　息があがり，心臓がドキドキするといった運動に伴う体の感覚はパニック発作に似ているため，いかにも発作を引き起こしそうなイメージがあります。「運動は避けるほうがよい」と考えてしまうのも無理はありません。実際，パニック発作を経験した人は体に負担がかからないよう，運動に対して過剰な警戒をしてしまう傾向にあるようです。

　しかし，**ウォーキングやランニングなどの適度な有酸素運動は，むしろ症状の改善に有効である**ことがわかっています。運動によってさまざまな身体感覚を経験することは，後述する内部感覚エクスポージャーを行っていることにもなります（p50）。パニック症だからといって運動を制限する必要はありません。運動の習慣は治療にとって有利に働きます。

カフェインなどに注意しましょう

　カフェインはパニック発作を誘発する働きがありますので，摂り過ぎには注意しましょう。飲み物以外にも，風邪薬などカフェインは意外なものに含まれています。**表1**を参考にしてください。また，漢方薬に含まれる麻黄も不安を引き起こすおそれのある物質です。

表1 100mLあたりのカフェイン含有量

食品名		カフェイン含有量
コーヒー	レギュラー	60mg
	インスタント（顆粒製品）	57mg
お茶	玉露	160mg
	紅茶	30mg
	せん茶	20mg
	ウーロン茶	20mg
エナジードリンクまたは眠気覚まし用飲料（清涼飲料水）		32〜300mg

〔食品安全委員会：食品中のカフェイン（2018年2月更新）より〕

※エクスポージャーを行っていく段階では，カフェインを積極的にとってあえて発作に慣れるという方法をとることもあります。

パニック症発症前後の経緯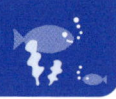

　治療のために必ず必要な情報というわけではありませんが，パニック症では，初めての発作がいつごろに起きたのか，その前後にどのようなライフイベントがあったのか，初めての発作の後にどのような経緯で症状が悪化していったのか，などの情報が役に立つ場合があります。もちろんはっきり覚えていることばかりではないでしょうし，長い経過がある方は，そのすべてを主治医の先生に伝えるのも一苦労だと思います。そういったときは，あらかじめ時間をとって経過を書き出したうえで，本ページを見せながら説明するとよいでしょう。自分の症状の理解にもつながりますし，主治医の先生にも必要な情報をわかりやすく伝えられると思います。

記入例

初めてパニック発作を経験した時期：　　　○○年　○○月頃

年月 （年齢）	症状 （主観的な症状の重症度 全く症状がない 0 ～ 最も症状が辛い 100） 初めての発作・発症：●	ライフイベント・過去の受診など
○年○月 （○歳）		大学を卒業して就職
○年○月	●通勤中に電車の中ではじめての発作 （70）	
○年○月	特急に乗れなくなる	通勤に時間がかかり遅刻することがあった
○年○月	休日に映画館で発作（90） 恐怖感が増す 外出を避けるようになった	職場の健康管理室に受診

前ページを参考に，初めて発作が起きた前後の状況を書いてみましょう。

年月 （年齢）	症状 （主観的な症状の重症度 全く症状がない 0 〜 最も症状が辛い 100） 初めての発作・発症：●	ライフイベント・過去の受診など

パニック症と関連のある病気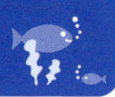

社交不安症

　パニック症とよく似た病気に社交不安症があります。社交不安症とは，人から見られたり注目を浴びたりすることに対して強い恐怖や不安を感じるため，生活に支障が出てしまう病気です。恐れている状況に直面すると，動悸や息苦しさ，発汗，過呼吸などのパニック発作が出現することもあります。

　パニック発作が出現するという点で，社交不安症はパニック症と同様の症状がみられます。しかし，社交不安症の発作は対人場面にさらされることで生じ，その状況から離れると治まる"状況依存性（特定の状況に限って生じる）"の発作です。一方，パニック症の発作は状況とまったく無関係に突然起きることがあります。起こりやすい状況もありますが，社交不安症における対人場面のように特定の状況に限って起こるものではありません。

　社交不安症とパニック症は間違われやすい病気ですし，場合によっては治療法が並存することもあります。正しい診断と適切な治療を受けるためにも，専門医を受診するようにしましょう。

適応障害，うつ病，双極性障害

　適応障害やうつ病はパニック症との併存が多い病気です。パニック症が先に生じる場合と，後に生じる場合どちらのパターンも一定の確率で起こることがわかっています。パニック症の症状以外に気分が落ち込む，食欲がない，眠れないなどの症状があるときは主治医に相談してください。

適応障害

　適応障害とは，日常の強いストレスが原因で，抑うつ状態や不安，イライラなどの症状が出現する病気です。症状はうつ病とよく似ていますが，ストレス

がない状況では比較的楽に過ごすことができ，ストレス因子がなくなってしばらく経つと症状が改善することが特徴です。

うつ病

うつ病は，ほとんど一日中気分が憂うつでやる気が起きず，食欲や睡眠などにも異常を来す状態が長期間続く病気です。頭痛や肩こりなどの身体症状が強く出る場合もあります。

双極性障害

うつ病と同様の抑うつ状態と，元気が出すぎてしまう躁状態とを繰り返す病気です。躁状態では，眠らなくても元気に活動し続ける，次々にアイディアが浮かぶ，自信に満ちあふれた気持ちになる，大きな買い物やギャンブルなどで散財するといったことがみられます。

パニック症の治療で用いられる抗うつ薬を双極性障害の患者さんが服用すると，躁状態を引き起こすといわれていますので，双極性障害の疑いがある場合はパニック症の治療にも注意が必要です。

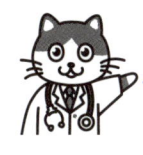

パニック症とあわせて治療していくことが大切です

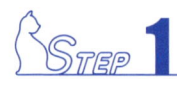 # パニック症の認知行動療法

S**TEP** **1**

まずは自分の状態を知ってみましょう

安全確保行動とは

　安全確保行動とは，発作が起こりそう・起こったときに発作を避けたり抑えたりするために取る行動のことを指します。

　安全確保行動はそれ自体に良い悪いはありません。しかし，安全確保行動は本人も意図しないうちに習慣化していくというデメリットがあります。不安や恐怖を感じているときにその不快な体験から逃れられるのですから，次に不安や恐怖を感じたときに，自分でも意識しないまま同じような行動を繰り返す可能性は高くなります。「安全確保行動をしなかったら大変なことになっていたかもしれない」「安全確保行動のおかげで助かった」と考えることが，次に安全

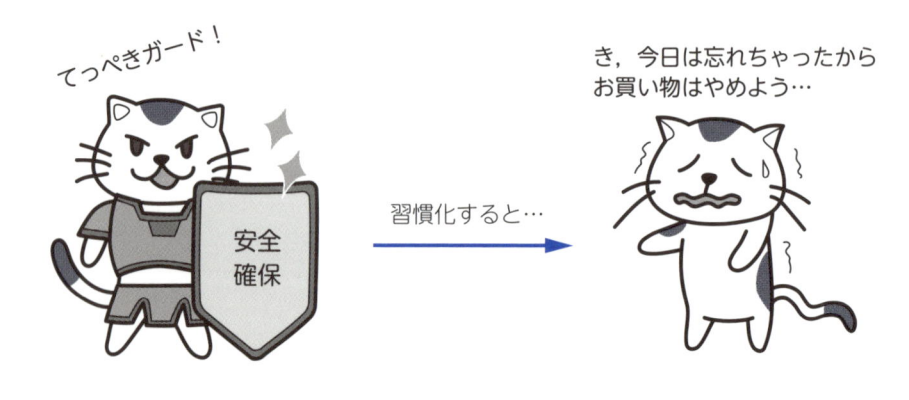

確保行動を取るきっかけになることもあるかもしれません。こうして安全確保行動は常習化していき、「不安・恐怖」→「安全確保行動」→「安心」という一連の流れが定着していくことになります。

このことの一体何が問題なのでしょうか？　すぐに安心できることはメリットでしかないように感じるかもしれません。しかし，いったん安全確保行動が習慣化すると，どんどんその頻度は増え，やがて些細な不安でも安全確保行動が必要になってきます。

するとしだいに，安全確保行動のせいで本来やるべきことができなくなったり，やりたいことを諦めたりすることが多くなっていくでしょう。短期的な安心と引き換えに，生活がどんどん不自由になっていくのです。それは安全確保行動を通じて，パニック症に生活を支配されているようなものなのかもしれません。もしあなたがそのような状況に置かれているのだとしたら，徐々に安全確保行動を減らしていき，最終的には**別の方法で不安や恐怖に対処できる**ようにしていけるほうがよいでしょう。

 よく行う安全確保行動にチェックをつけ，その他に行っていることがあれば書き加えてみましょう

□ 発作が起こりそうな場所に行かないようにする

□ 発作が起きても助けてくれる人と一緒にでかける

□ 発作が起きたときに，その状況から逃げる

□ 落ち着くように自分に言い聞かせる

□ 他のことを考えて，発作に注意が向かないように気をそらす

□ 何かにつかまる，よりかかる

□ ずっと話し続ける

□ 発作が起こってから頓服薬を飲む

□ 呼吸法などリラックスする努力をする

_____

_____

症状のセルフモニタリング

　セルフモニタリングとは,「自分がどう行動したか」「何を考えたか」「気分や症状がどんな風だったか」などを自分自身で観察し,自身の中で何が起きているのかを整理する方法です。

　どのような症状や状況を観察するのかによって記載形式や記入する内容は異なりますが,後で振り返ってわかるように,記録用紙に出来事を細かく書き出し,客観的に観察することで,自分自身の状態を把握することができます。

　セルフモニタリングを行うことで,自分自身で認知行動療法を行う際に,どこに問題が生じていて,何から取り組めばよいのかについても理解がしやすくなります。まずは簡単なもので構わないので,次ページのシートを参考に記録をつけることを習慣にしていきましょう。

✏️ 症状のセルフモニタリング（記入例）
パニック症状がいつ生じているのか，どういうときに出るのか，状況を把握してみましょう

日付	状況	不安感 / 恐怖感 （0〜100 点）	身体症状 / 身体感覚	行動
	なるべく詳細な状況を頭の中で思い描き，それを書き出しましょう	状況が生じたときの不安感・恐怖感はどのぐらいでしたか？	どんな症状や感覚が生じていましたか？	発作が起きた・起きそうなとき，どんな行動を取りましたか？
○月△日	特急電車に乗っていたとき	70	動悸，手に汗をかく感覚，喉が渇く感じ	・目的地より手前で電車を降りた ・水を飲んで落ち着いた
○月△日	一人で混んでいるエレベーターに乗ろうとしたとき	80	めまい感，過呼吸	・混みそうなエレベーターを何回か見送った ・壁際に立って外を見ないようにした

43

開くとステップ

✏ 症状のセルフモニタリング（続き）

日付	状況	不安感／恐怖感 （0～100点）	身体症状／身体感覚	行動

✏️ 症状のセルフモニタリング（続き）

日付	状況	不安感 / 恐怖感 （0〜100 点）	身体症状 / 身体感覚	行動

パニック症

✎ 症状のセルフモニタリング（続き）

日付	状況	不安感 / 恐怖感 （0〜100 点）	身体症状 / 身体感覚	行動

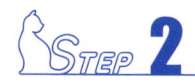

STEP 2

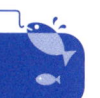

実践してみましょう

▎安全確保行動のやめ方・減らし方

　安全確保行動のやめ方・減らし方にはコツがあります。**一気にすべてをやめる必要はありません。**安全確保行動を一気にやめて苦手な状況にチャレンジすることは，とてつもなく怖いことだと思います。やめられそうなことから少しずつ減らしていけばいいのです。何からやめていくかは，その安全確保行動をするメリット（利点）が大きいか，デメリット（代償）が大きいかを考えてみてください。

　例えば，「電車に乗らないようにする」という安全確保行動には，「発作を経験しなくて済む」という利点がありますが，電車に乗らないことで「仕事に行けない」「買い物に行けない」「会いたい人に会えない」など，日常生活が大きく制限される代償が生じます。

　一方，「電車に乗る日の朝には薬を飲む」という安全確保行動には「発作を抑えられる」「完全には抑えられなくてもマシにできる」「発作をコントロールできる自信がつく」など利点がありますが，「薬を飲まないと電車に乗れない」「薬を飲み続けなければならない」といった代償が生じます。しかし，こうした安全確保行動によって電車に乗ることができるのであれば，「薬を飲む」ことには充分な利点があると考えられないでしょうか？　少なくとも，電車に乗ることを諦めてしまうよりは，ずっとマシなのではないかと思います。

　このように，安全確保行動にはその代償を差し引いても得られる利点が大きいものがあります。最終的にはすべての安全確保行動をやめることを目標とするほうがいいかもしれませんが，**まずは大きな代償を払わなくてはならない安全確保行動から**やめていけるといいでしょう。

　安全確保行動は自転車の補助輪のようなものです。補助輪なしで自転車に乗れることが理想的ですが，いまのあなたは自転車に乗ると転んでしまうことが

パニック症

あり，自転車に乗ることに強い恐怖を感じています。そのとき，自転車に乗ること自体を諦めてしまうよりは，補助輪をつけてでも乗ることができるほうが，豊かな生活を送れるのではないでしょうか？　補助輪をつけて自転車に乗れる自信がついたら，2つあった補助輪を1つにしたり，でこぼこ道を走るときだけ補助輪をつけ，平らな道では外したりできるようにしてみましょう。いつかは補助輪なしで，どんな道でも自由に自転車に乗れるようになるはずです。

不快な身体感覚や不安・恐怖への向き合い方

　身体感覚に変化が生じたとき，発作がどんどん大きくなってしまう悪循環から抜け出すにはどうしたらよいのでしょう？　一つの有効な方法は，注意のコントロール法を身につけ，これまでとは違った形で身体感覚や不安・恐怖に向き合えるようにすることです。注意のコントロール法は，安全確保行動によって避けたり逃げたりする方法でもなければ，ひたすら我慢して耐え忍ぶ方法でもない，不安・恐怖に対処する第三の道とでも言える方法です。

注意のコントロール法

　パニック発作の悪循環に陥っているときの状態を図で示すと，**図1**のような状態になります。不安や恐怖，ドキドキする感覚や息苦しさに注意（意識）がロックオンしてしまい，ネガティブな未来予測が湧いてきています。発作への不安や恐怖，もっとひどくなるかもしれないという心配で，目の前が覆い尽くされてしまっているというイメージです。

　注意のコントロールができるようになると，身体感覚や不安・恐怖以外のことにも目を向けられるようになります（**図2**）。ただし，注意のコントロール法は不快な身体感覚や不安・恐怖を感じないように避ける方法ではありません。むしろ，苦しいことや嫌なことを積極的に観察しつつ，あわせてその他の出来事や感覚も感じられるように注意を分散させていく方法です。"他の出来事"の中には，頭によぎるネガティブな考えなども含まれます。**図1**では「発作がもっとひどくなる！」という，ネガティブなイメージが広がっていますが，

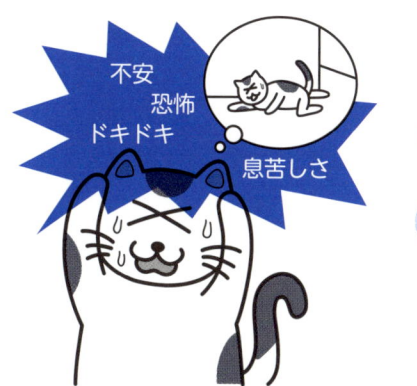

図1 発作が起きると，ネガティブなイメージで頭がいっぱいになる

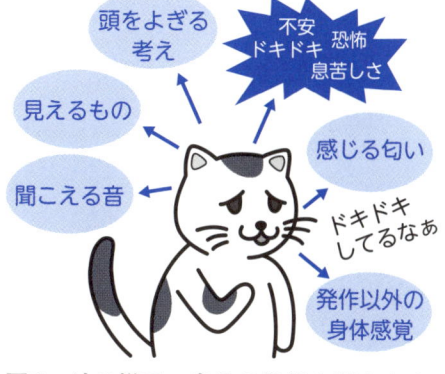

図2 外の様子・自分の状態を観察する

図2では「いま『発作がもっとひどくなる』という考えが湧いてきているなぁ…」という捉え方をしています。つまり，**体の内と外でいまこの瞬間に起きているあらゆることを，良いことも辛いことも分け隔てなく，ただ観察し，ただ感じていくのです。**

　この方法は**マインドフルネス**とよばれることもあります。経験したことのない新しいスポーツを身につけるような地道な練習が必要になりますが，下記の方法を参考に，まずは発作が起きていない状態で練習を繰り返してみてください。

注意トレーニング

① 目を閉じて，体の中の感覚（心臓の鼓動，呼吸している感覚など）に注意を向ける。このとき「上手くできないなぁ」などの考えが湧いてきたら，そう考えていることに気づいて，再び体の感覚に注意を向けなおす

② 2分経ったら目を開け，外的な環境（見えるもの，聞こえる音など）に注意をむける。このとき，普段は気に留めないものや音の細かい質感をじっくり観察するようにする。考えが湧いてきたら①と同じように対処して，外的な環境に注意を戻す

③ ①と②を2分ごとに交互に繰り返し，合計10分行う
※目を閉じずに電車での移動中などに行うことも可能

エクスポージャー療法：認知行動療法の中心課題

　エクスポージャーとは"さらす"という意味で，これまで避けていた不快な刺激や感覚・感情を積極的にありのまま体験していくことを指します。発作への不安が高まるとつい安全確保行動を取ってしまいますが，それとは真逆のことをするということです。安全確保行動は，一時的な安心をもたらしてくれますが，安全確保行動を取らなくても自然に不安が下がっていくことや，体の感覚に慣れていくことを体験する機会を奪ってしまいます。長期的にみると，いつまで経っても発作が怖いままです。

　あえて恐怖や不安を感じるよう，エクスポージャーを繰り返すことによって"身体感覚の変化に過敏になり，そこから最悪の予測をしてしまう状態"から"身体感覚に慣れ，それをありふれたものと捉えられる状態"に変化させていくことができます。

2種類のエクスポージャー療法

🐾内部感覚エクスポージャー

　パニック発作が起きる前後の身体感覚に慣れることを目的にしたエクスポージャー法です。不快な身体感覚を繰り返し経験することで，実際に起きても気にせずに日常生活が送れるようになり，身体感覚とパニック発作を結びつけて考えることも少なくなっていきます。

🐾状況エクスポージャー

　不快な感覚を経験することは内部感覚エクスポージャーと同じですが，状況エクスポージャーは，具体的な状況・場所にチャレンジすることが目的です。不安や恐怖を感じても，そこから逃げずに本来したいこと・するべきことをできるようになります。

治療目標の設定

　エクスポージャー療法は，自分から不安や恐怖を積極的に引き起こして受け入れていく治療法です。実施にあたっては，やり遂げられそうな課題から少しずつ始め，できるだけ負担が少なくなるような工夫をしますが，決して楽な治

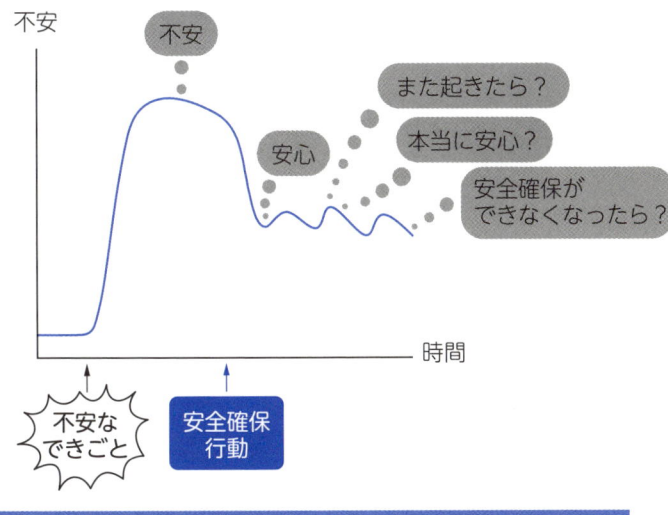

不安・恐怖（嫌悪感）を感じるたびにこのプロセスが繰り返され、慣れることができません

不安

不安

また起きたら？

本当に安心？

安心

安全確保ができなくなったら？

時間

不安なできごと

安全確保行動

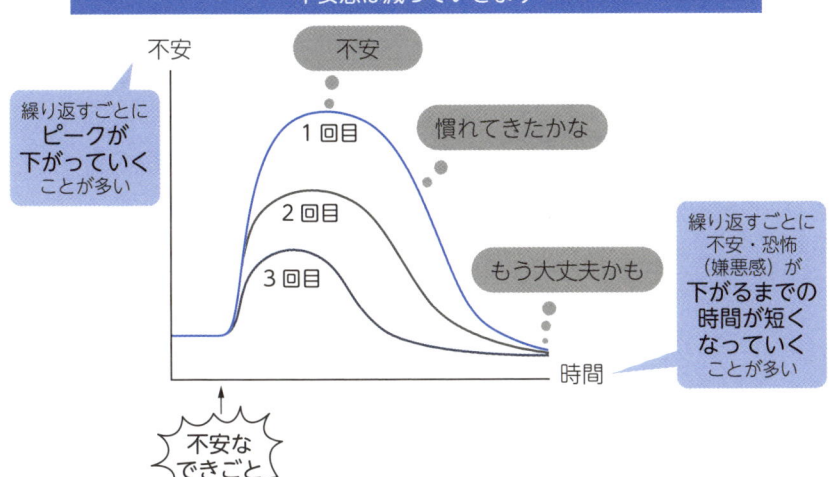

不安・恐怖（嫌悪感）を感じる出来事に慣れることで不安感は減っていきます

不安

不安

繰り返すごとに**ピークが下がっていく**ことが多い

1回目

慣れてきたかな

2回目

もう大丈夫かも

3回目

繰り返すごとに不安・恐怖（嫌悪感）が**下がるまでの時間が短くなっていく**ことが多い

時間

不安なできごと

療法ではありません。そのため，「何のためにエクスポージャーをするのか？」「エクスポージャーによってパニック症を克服したら，どんなことをしたいのか？」といった目標を明確にしておくことが大切です。エクスポージャーに取

り組んでいくと，時にはパニック発作の恐怖を前に後ずさりしそうになることがあります。そんなとき，自分の中にしっかりと目標があると，そのことが支えになったり背中を押したりしてくれます。

　パニック症に立ち向かっていくにあたって，現在の生活のなかでパニック症を理由に避けていること，諦めてしまっていることはどんなことでしょうか？この文章を最後まで読み終えたときに，今苦しんでいる症状が魔法のように消えてしまったとしたら，次の瞬間からあなたは何をしたいでしょうか？　実際にエクスポージャー療法をはじめる前に，少し時間を取って目標について考えてみましょう。

　まずはパニック症によって避けている・諦めていることをリストアップしていきます。次に，そのリストを参考に，「短期的目標」「中期的目標」「長期的目標」といった段階ごとの目標もリストにしていきましょう。また，立てた目標は適宜振り返り，追加・修正していきましょう。

パニック症によって避けている・諦めていること

 かつてはできていたのにパニック症を発症してからできなくなったこと，本当はしたいのに諦めていることは，どんなことでしょうか？

例）話題の映画を一人で見に行く。飛行機に乗って海外旅行へ行く。

できるようになりたいこと・達成したいこと

パニック症を克服したらやりたいこと，できるようになりたいことは，どんなことでしょうか？

🐾短期的目標（この1〜2カ月で達成したいこと）

🐾中期的目標（認知行動療法に少し慣れてきたら達成したいこと）

🐾長期的目標（数年後に達成したいこと）

STEP
2

内部感覚エクスポージャーの実践

　エクスポージャーに取り組む心づもりができたら，下のリストの中から課題を選び，チャレンジしてみましょう。実践の計画と記録には次のページのワークシートを使ってください。

内部感覚エクスポージャー

🐾**息止め**：息苦しさ，窒息感
　　約60秒間，息を止めます。

🐾**過呼吸**：頭のふらつき，めまい，非現実感
　　約60秒間，口からできるだけ速くて深い呼吸をします。風船をふくらますイメージで，目一杯，力を入れましょう。

🐾**細いストローで呼吸をする**：呼吸困難，部屋に空気がこもったときのような感覚
　　約120秒間，鼻をつまんだまま細いストローをくわえて呼吸をします。はじめは不安が誘発されるかもしれませんが，少なくとも60〜120秒続けることが大切です。60〜120秒もすれば不安は少しずつ静まっていきます。

🐾**回転する**：めまい，浮遊感，立ちくらみ
　　約60秒間，目を閉じて，立ったまま素早くぐるぐると回転します（3秒に1回転くらいのペース）。回転するイスに座って回ってもいいでしょう。立って回転する場合には，バランスを失ったときのために柔らかめのイスやソファがある場所で実施するようにしてください。回転し終わった後にその場に座り，生み出された感覚を体験しましょう。

🐾**その場で走る**：心臓の高鳴り，息切れ，頬の赤らみ，体温の上昇
　　約60秒間，膝をできるだけ高く上げて，その場で走る動作をします。

✏️ 内部感覚エクスポージャー

日付	実施した課題	実施時間 (秒)	最初の 不安感 / 恐怖感 (0〜100 点)	終わったときの 不安感 / 恐怖感 (0〜100 点)	症状との類似度 (0〜100 点)	気づいたこと・感想

内部感覚エクスポージャー（続き）

日付	実施した課題	実施時間（秒）	最初の不安感／恐怖感（0～100点）	終わったときの不安感／恐怖感（0～100点）	症状との類似度（0～100点）	気づいたこと・感想

✏️ 内部感覚エクスポージャー（続き）

日付	実施した課題	実施時間（秒）	最初の不安感／恐怖感（0〜100点）	終わったときの不安感／恐怖感（0〜100点）	症状との類似度（0〜100点）	気づいたこと・感想

内部感覚エクスポージャー（続き）

日付	実施した課題	実施時間 (秒)	最初の 不安感／恐怖感 （0〜100点）	終わったときの 不安感／恐怖感 （0〜100点）	症状との類似度 （0〜100点）	気づいたこと・感想

状況エクスポージャーの実践

　状況エクスポージャーでは，広場恐怖に対してチャレンジしていきます。ただし，どんなことからチャレンジしていくかを決めるにあたっては，少し注意が必要です。あなたが筋力トレーニングを始めるとしたら，最初にどんなダンベルを選ぶでしょうか？　持ち上げられるかわからないほど重いダンベルだと，思わぬケガをしてしまうかもしれませんし，そもそも持ち上げることすらできないかもしれません。逆に軽すぎるダンベルだと，軽々と持ち上げることができる一方，筋肉に負荷がかからず，いつまでたっても体が鍛えられません。最初のダンベルとして最適なのは，そこそこ重さを感じるけれど，失敗なく確実に持ち上げられるダンベルなのではないでしょうか？

　エクスポージャーも同じです。不安や恐怖は感じるけれど，やり遂げられそうな課題（8割くらいの確率で達成・成功できそうなもの）から始めていき，徐々に難易度を上げていく方法がおすすめです。まずは次のページからの不安階層表を作ってからエクスポージャーを行い，実践の記録はp67の記録表に残しましょう。

不安階層表をつくってみましょう

　不安階層表は，不安を感じる状況をその不安のレベルの順番に並べていくものです。自分が何をどれくらい怖がっているのかが視覚的にわかり，エクスポージャーの課題を検討するうえで非常に役に立ちます。まずは不安・恐怖を感じる状況をリストアップし，0〜100の不安・恐怖感をつけて並べ替えてみましょう。

　状況はある程度細かく具体的にする必要があります。例えば「電車に乗る」という状況も，普通電車と特急電車で不安・恐怖感が異なる場合は，それぞれ「普通電車に乗る」「特急電車に乗る」と分けて書くほうがいいでしょう。また，移動する距離，1人なのか，信頼できる家族や友人と一緒なのかといった要素が不安・恐怖感のレベルに影響することもあるので，その違いがわかるように表を作成しましょう。

　不安階層表はエクスポージャー療法の準備でもありますが，その作業によって，「どんなことを不安に感じているのか」「その状況をどんな風に捉えているのか」といった自身の考え方や捉え方を知ることにもつながります。

　実際に階層表をつくるときは，下準備として，まずは順序にこだわらず苦手な状況を書き出してみることをおすすめします。p52の「パニック症によって避けている・諦めていること」や，p53の「できるようになりたいこと・達成したいこと」でリストアップした内容も参考にしてみましょう。

苦手な状況はなんでしょうか？　まずは思いつく限りに書いてみましょう

付せんを用いた不安階層表の使い方

　不安階層表を作る際に，付せんを活用する方法もあります。

　この方法は恐怖や不安を感じる状況の項目を何度も並べ替えることができるので，最初に表を作るときに作業がしやすく，不安感・恐怖感が変化したときもすぐに移動させることができます。日付を書いた付せんを貼って，表全体を携帯電話のカメラで撮影しておくと，エクスポージャーの成果がわかるのでオススメです。以下の手順に従って試してみてください。

【方法1】

① 不安・恐怖を感じる場面を一つずつ付せんに書き出す。
② 当てはまる不安・恐怖レベルの欄に付せんを貼りつける。
③ 新しい付せんを1枚用意し，日付を書き込み，表の枠外に貼りつける。
④ 表全体が写るように携帯電話のカメラなどで撮影する。

　　　　　＜一定期間が経ったら…＞

⑤ あらためて不安・恐怖感のレベルを考え，変化している項目があれば移動させる。
⑥ 日付を書き込んだ付せんを貼りつけ，再度撮影する。
⑦ 撮影した複数の不安階層表を比較する。

【方法2】

① 「方法1」の①②を行う。
② すべての付せんに，日付とその時点での不安度・恐怖度を書き込む。

　　　　　＜一定期間が経ったら…＞

③ あらためて不安・恐怖感のレベルを考え，変化している項目があれば移動させる。
④ 付せんに書いてある当初の不安・恐怖感のレベルと現在のレベルを比較する。

不安階層表（記入例）

100：最も強い不安や不快感があり，避けてしまいたくなるような状況（もの，動作，状況など）

0：全く不安や不快感が起こらない，リラックスした状況（もの，動作，状況など）

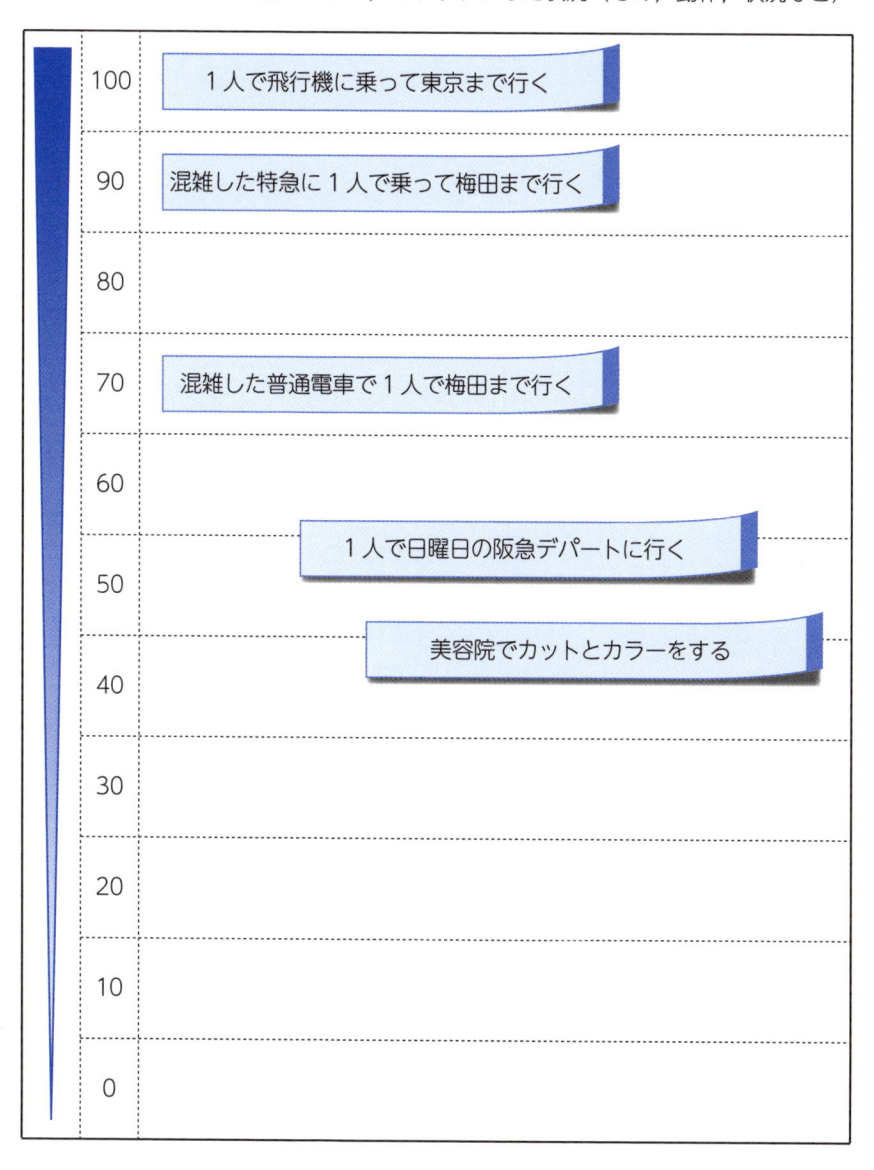

100	1人で飛行機に乗って東京まで行く
90	混雑した特急に1人で乗って梅田まで行く
80	
70	混雑した普通電車で1人で梅田まで行く
60	
50	1人で日曜日の阪急デパートに行く
40	美容院でカットとカラーをする
30	
20	
10	
0	

不安階層表

100：最も強い不安や不快感があり，避けてしまいたくなるような状況（もの，動作，
　　状況など）

0：全く不安や不快感が起こらない，リラックスした状況（もの，動作，状況など）

100	
90	
80	
70	
60	
50	
40	
30	
20	
10	
0	

不安階層表（続き）

100：最も強い不安や不快感があり，避けてしまいたくなるような状況（もの，動作，状況など）

0：全く不安や不快感が起こらない，リラックスした状況（もの，動作，状況など）

100	
90	
80	
70	
60	
50	
40	
30	
20	
10	
0	

不安階層表（続き）

100：最も強い不安や不快感があり，避けてしまいたくなるような状況（もの，動作，
状況など）
0：全く不安や不快感が起こらない，リラックスした状況（もの，動作，状況など）

	100	
	90	
	80	
	70	
	60	
	50	
	40	
	30	
	20	
	10	
	0	

✏️ 状況エクスポージャー

日付	実施した課題	最初の 不安感 / 恐怖感 （0〜100 点）	終わったときの 不安感 / 恐怖感 （0〜100 点）	気づいたこと・感想

書いてみよう

✏️ 状況エクスポージャー（続き）

日付	実施した課題	最初の 不安感／恐怖感 (0〜100点)	終わったときの 不安感／恐怖感 (0〜100点)	気づいたこと・感想

状況エクスポージャー（続き）

日付	実施した課題	最初の 不安感 / 恐怖感 （0〜100 点）	終わったときの 不安感 / 恐怖感 （0〜100 点）	気づいたこと・感想

前ページへ

状況エクスポージャー（続き）

日付	実施した課題	最初の不安感/恐怖感（0~100点）	終わったときの不安感/恐怖感（0~100点）	気づいたこと・感想

STEP 3

ふりかえり

パニック症　再チェックリスト

記入日：　　　　　年　　　月　　　日

あてはまる項目にチェックをしてみましょう

● **理由がないのにとても強い不安を感じることがある**

　　□YES　　　□NO

　YESにチェックした方は，下の質問に続けて答えてください

● **強い不安を感じているときに以下の症状がある**

　□心臓がどきどきして脈が速くなる
　□息切れ，息苦しさを感じる
　□息がつまる，窒息する
　□胸が痛くなる，胸が苦しい，胸が圧迫される
　□めまいがする，ふらつく，頭がボーっとする，気が遠くなる
　□手足や体がふるえる
　□手足や体がしびれる
　□やたらと汗が出る
　□頭や体がカーっと熱くなる，手足が急に冷たくなる，寒気がする
　□吐き気がする，お腹が痛くなる
　□自分が自分でないような気がする
　□いまにも死んでしまうのではないかと思う
　□気が狂うのではないかと，とんでもないことをしそうと思う

　4つ以上チェックした方は，下の2つの質問にも答えてください

● **強い不安を感じたことが今まで2度以上ある**

　　□YES　　　□NO

● **強い不安を感じたことがまた起こるのではないかと心配でたまらない状態が1カ月以上続いている**

　　□YES　　　□NO

STEP
3

広場恐怖　再チェックリスト

あなたは次の場所を回避しますか。信頼している誰かと一緒にいるときと，自分一人だけのときに分けて，当てはまるほうに○をつけてください。当てはまらないところは，空白にしておいてください。

記入日：　　　年　　　月　　　日

場所	誰かと一緒		自分一人	
劇場，映画館	避ける	避けない	避ける	避けない
スーパーマーケット	避ける	避けない	避ける	避けない
商店街	避ける	避けない	避ける	避けない
教室	避ける	避けない	避ける	避けない
デパート，百貨店	避ける	避けない	避ける	避けない
レストラン	避ける	避けない	避ける	避けない
美術館，博物館	避ける	避けない	避ける	避けない
エレベーター	避ける	避けない	避ける	避けない
講堂，公会堂，スタジアム，野球場	避ける	避けない	避ける	避けない
駐車場，ガレージ	避ける	避けない	避ける	避けない
高い場所（階）くらいの高さ	避ける	避けない	避ける	避けない
狭く閉じられたところ（地下鉄，トンネルなど）	避ける	避けない	避ける	避けない
広いところ				
戸外（公園，水田，広い道路，野原）	避ける	避けない	避ける	避けない
室内（大広間，大きなホテルのロビー）	避ける	避けない	避ける	避けない

乗り物に乗ること				
市内バス	避ける	避けない	避ける	避けない
高速バス	避ける	避けない	避ける	避けない
普通列車，各駅停車	避ける	避けない	避ける	避けない
快速電車，特急電車	避ける	避けない	避ける	避けない
新幹線	避ける	避けない	避ける	避けない
地下鉄	避ける	避けない	避ける	避けない
飛行機	避ける	避けない	避ける	避けない
船	避ける	避けない	避ける	避けない
車を運転したり乗ったりすること				
普段走るとき	避ける	避けない	避ける	避けない
混雑・渋滞している道路を走るとき	避ける	避けない	避ける	避けない
高速道路を走るとき	避ける	避けない	避ける	避けない
その他の状況				
長い行列に並ぶ	避ける	避けない	避ける	避けない
橋・陸橋を渡る	避ける	避けない	避ける	避けない
式典（結婚式，法事）や集会に出る	避ける	避けない	避ける	避けない
通りを歩く	避ける	避けない	避ける	避けない
自宅に一人だけで過ごす	−		避ける	避けない
自宅から離れて遠くに外出する	避ける	避けない	避ける	避けない
その他（　　　　　　　　　　）	避ける	避けない	避ける	避けない

STEP
3

再発予防のために

　これまでに学んだことを振り返り，他の課題に対しても自分自身で取り組めるようにしていきましょう。過去と現在を比較して自分がやってきたことを確認し，取り組みを行う理由や目標についても認知行動療法を行うごとに再確認するようにしましょう。

　冊子で学んだことを，定期的に振り返り，改善された点に関しては，何度も同じことを繰り返して定着させていくようにしましょう。そのために，以下のシートに過去，現在の症状や，現在できていること，これからできそうなことを記入して，日々の対処に活用していきましょう。

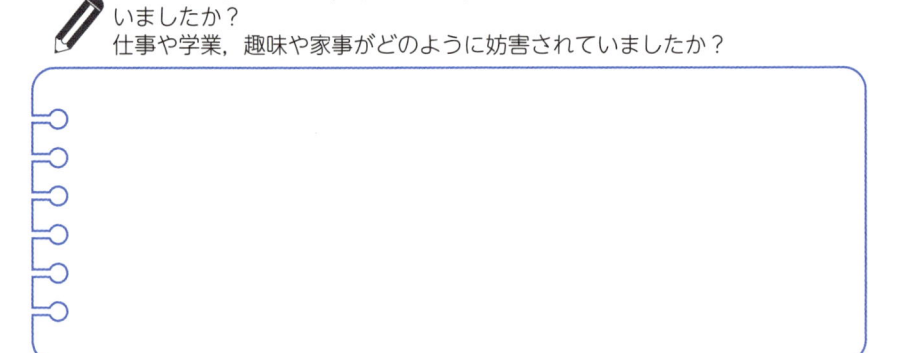

あなたの症状について，最悪のとき，どのような気分や体調不良で苦しんでいましたか？
仕事や学業，趣味や家事がどのように妨害されていましたか？

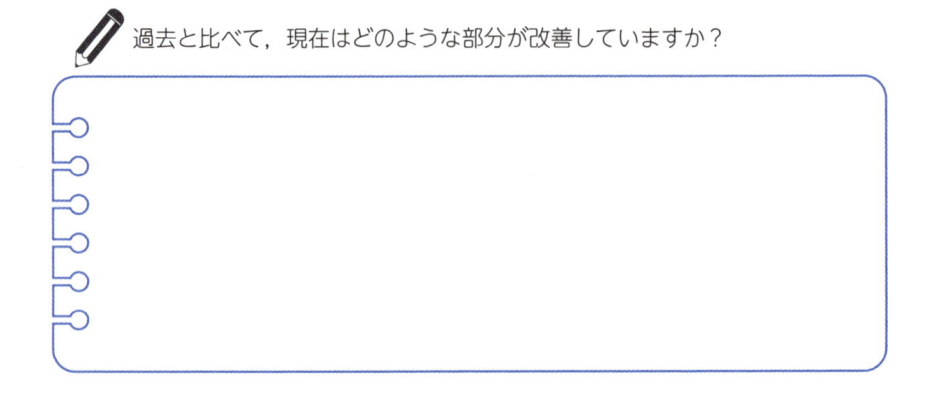

過去と比べて，現在はどのような部分が改善していますか？

✏️ あなたの問題を維持していた要因は何でしたか？
どんな状況が苦手で，どう考えていましたか？
逆効果を招く行動や安全確保行動など，どんな行動をしていましたか？

✏️ これまでの回復を継続・強化していくために，何ができるでしょうか？
日常生活で気を付けることや，認知行動療法で学んだことでの工夫は何でしょうか？
今後はどのように問題に対処していきますか？

参考文献
・Gavin Andrews, 他・著, 古川壽亮・監訳：不安障害の認知行動療法 (1) パニック障害と広場恐怖；不安障害から回復するための治療者向ガイドと患者さん向けマニュアル. 星和書店, 2003
・David H. Barlow, 他・著, 伊藤正哉, 他・訳：不安とうつの統一プロトコル；診断を越えた認知行動療法ワークブック. 診断と治療社, 2012
・Chambless DL, et al：The Mobility Inventory for Agoraphobia. Behav Res Ther, 23：35-44, 1985 （原井宏明, 他・訳. 2001）
・熊野宏昭, 他・編：パニック障害ハンドブック；治療ガイドラインと診療の実際. 医学書院, 2008

STEP 3

第 **2** 章
社交不安症

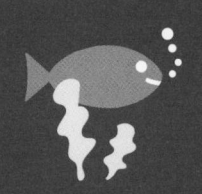

1 社交不安症とは

社交不安症チェックリスト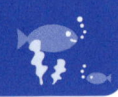

記入日：　　　年　　月　　日

あてはまる項目にチェックをしてみましょう

● 以下の状況で強い恐怖感や不安感を感じたり，避けたりすることはありますか？

恐怖
不安　回避

恐怖不安	回避	項目
□	□	他の人に聞こえる状況で話したり，携帯電話で電話をかけたりすること
□	□	少人数のグループ活動に参加をする
□	□	レストランや食堂など，ほかの人がいる公共の場所で食事をする
□	□	人と一緒に公共の場所でお酒（飲み物）を飲む
□	□	新年会，クラス会，飲み会など社交的な集まりに参加する
□	□	学校の先生や会社の上司など，権威ある人と話をする
□	□	たくさんの人の前で歌を歌ったり，演技をしたり，スピーチをする
□	□	知らない人が大勢参加する集まりに行く
□	□	他の人に見られている状況で，仕事や勉強をする
□	□	自分が主導して会議の進行やイベントの司会などを行う
□	□	よく知らない人に頼み事や連絡などの電話をかける
□	□	よく知らない人たちと打ち合わせや議論などの話をする
□	□	まったく初対面の人と会う
□	□	公衆トイレで用を足す
□	□	他の人たちが着席している部屋に入っていく
□	□	会議や発表の場で自分の意見を言う
□	□	よく知らない人に対してはっきりと反対の意をとなえる
□	□	よく知らない人と目を合わせる
□	□	仲間の前で報告をする
□	□	誰かを誘おうとする
□	□	品物のサイズや，気に入らないという理由で店に品物を返品する
□	□	バスや電車で人と向かい合わせになる
□	□	人がたくさん並んでいる列に並ぶ（電車や食堂など）
□	□	強引なセールスマンに抵抗する

● 以上のような状況が1カ月以上続いている
　　□YES　　□NO

その他に強い不安や恐怖を感じる状況があればリストアップしてみましょう

最も症状がひどかったときの
社交不安症チェックリスト

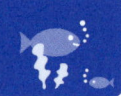

最も症状がひどかった時期：　　　　年　　　月頃

あてはまる項目にチェックをしてみましょう

●以下の状況で強い恐怖感や不安感を感じたり，避けたりしたことはありますか？

恐怖
不安　　回避

恐怖・不安	回避	
□	□	他の人に聞こえる状況で話したり，携帯電話で電話をかけたりすること
□	□	少人数のグループ活動に参加をする
□	□	レストランや食堂など，ほかの人がいる公共の場所で食事をする
□	□	人と一緒に公共の場所でお酒（飲み物）を飲む
□	□	新年会，クラス会，飲み会など社交的な集まりに参加する
□	□	学校の先生や会社の上司など，権威ある人と話をする
□	□	たくさんの人の前で歌を歌ったり，演技をしたり，スピーチをする
□	□	知らない人が大勢参加する集まりに行く
□	□	他の人に見られている状況で，仕事や勉強をする
□	□	自分が主導して会議の進行やイベントの司会などを行う
□	□	よく知らない人に頼み事や連絡などの電話をかける
□	□	よく知らない人たちと打ち合わせや議論などの話をする
□	□	まったく初対面の人と会う
□	□	公衆トイレで用を足す
□	□	他の人たちが着席している部屋に入っていく
□	□	会議や発表の場で自分の意見を言う
□	□	よく知らない人に対してはっきりと反対の意をとなえる
□	□	よく知らない人と目を合わせる
□	□	仲間の前で報告をする
□	□	誰かを誘おうとする
□	□	品物のサイズや，気に入らないという理由で店に品物を返品する
□	□	バスや電車で人と向かい合わせになる
□	□	人がたくさん並んでいる列に並ぶ（電車や食堂など）
□		強引なセールスマンに抵抗する

●以上のような状況が1カ月以上続いていた
　　　□YES　　　　□NO

その他に強い不安や恐怖を感じる状況があればリストアップしてみましょう

社交不安症の基礎知識

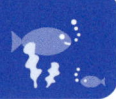

社交不安症とはこんな病気です

🐾他人から悪い評価を受けることや，注目を浴びる行動への不安・恐怖により強い苦痛を感じたり，体はどこも悪くないのに，**ふるえやめまい**などの身体症状が現れたりすることがあります。

🐾苦手な状況に直面すると，**また不安や恐怖を感じるのではないかと予測**してしまい，そのせいで苦手な場面を避けるようになり，日常生活に支障を来していきます。

🐾思春期前～成人早期にかけて発症することが多いこの病気は，単なる"あがり症"と捉えられることがありますが，**脳の神経伝達物質のバランスの崩れや脳機能の変調**に原因があります。

🐾日本国内に推定300万人以上の患者さんがいるといわれており，現代社会では多くの患者さんを抱える一般的な病気です。

社交不安症を放っておくと…

うつ病や適応障害になることも

　症状が進むと仕事や学校生活などへの支障が大きくなり，社会参加が難しくなります。さらには2次的にうつ病や適応障害になってしまうことがあります。

社交不安症の症状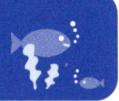

　強い不安や恐怖を感じる状況では，さまざまな身体症状が生じます。パニック症のパニック発作と同じ症状が起きることもありますが，社交不安症の発作は社交不安場面に限って起こります。

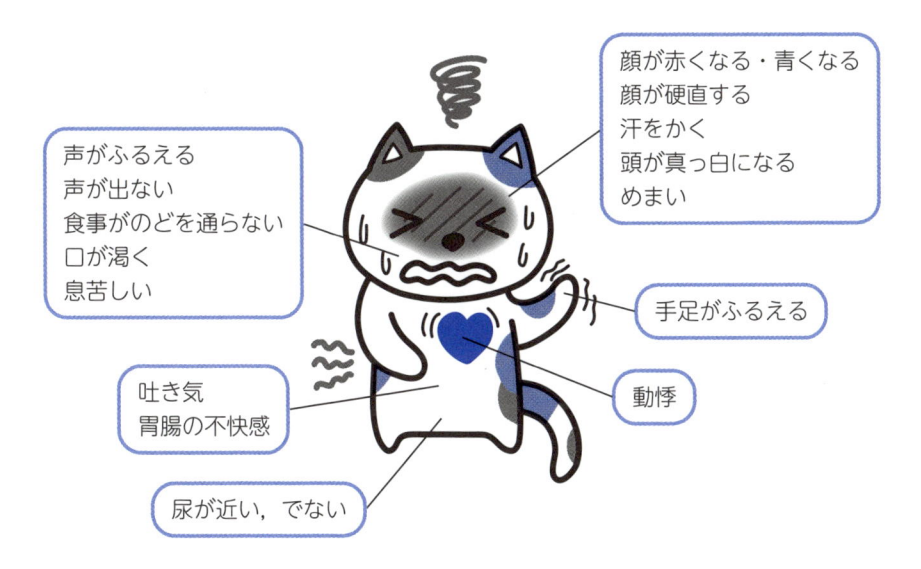

声がふるえる
声が出ない
食事がのどを通らない
口が渇く
息苦しい

顔が赤くなる・青くなる
顔が硬直する
汗をかく
頭が真っ白になる
めまい

手足がふるえる

動悸

吐き気
胃腸の不快感

尿が近い，でない

社会生活が過ごしづらくなるしくみ

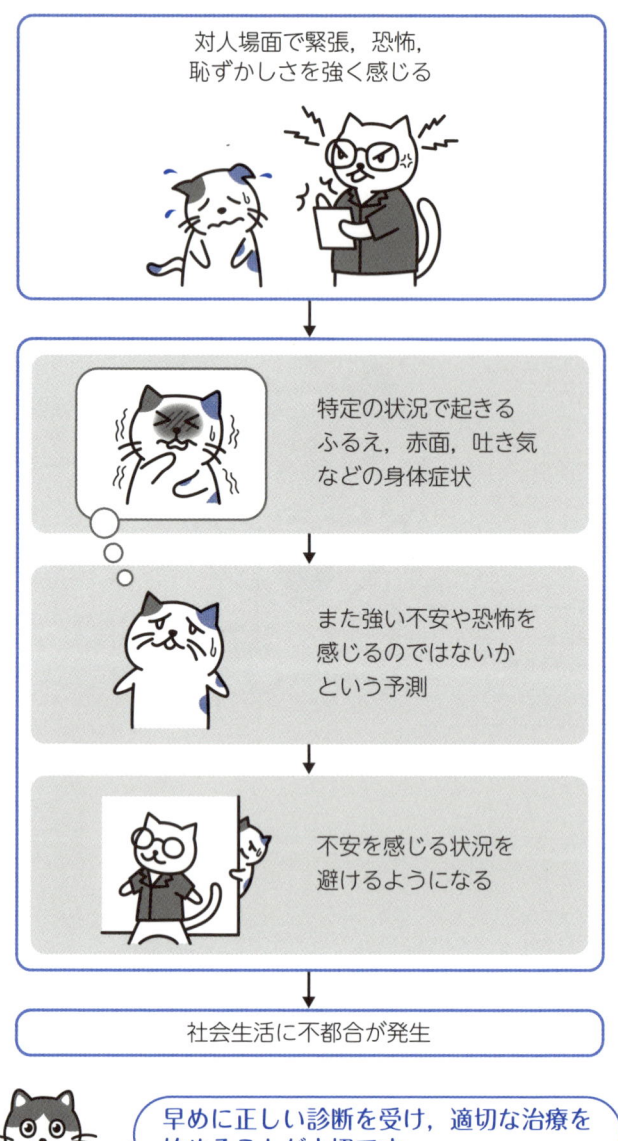

対人場面で緊張，恐怖，
恥ずかしさを強く感じる

特定の状況で起きる
ふるえ，赤面，吐き気
などの身体症状

また強い不安や恐怖を
感じるのではないか
という予測

不安を感じる状況を
避けるようになる

社会生活に不都合が発生

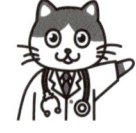

早めに正しい診断を受け，適切な治療を
始めることが大切です

社交不安症が生じる状況

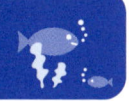

　社交不安症の症状が生じる状況には個人差があります。よくあるものを例として示しました。社交不安症の患者さんは，これらの場面の1つあるいは複数の場面において，強い不安・恐怖を感じます。

人から注目を浴びる状況

🐾人前で話をするとき
🐾会議などで順番に当てられたとき

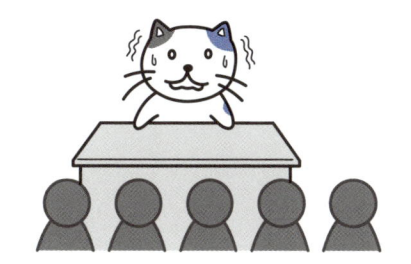

人から見られているかもしれない状況

🐾人前で食事をとるとき
🐾人の輪に後から入るとき
🐾人に何かを聞いたり話しかけるとき
🐾人前で電話するとき
🐾人に見られながら作業をするとき
🐾人が集まっている部屋に入るとき

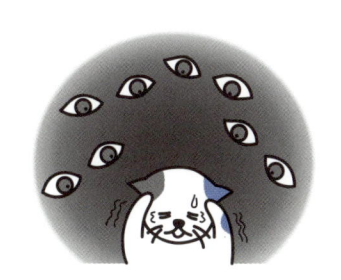

人とのコミュニケーション

🐾社交的な集まりのとき
🐾来客のとき
🐾初対面の人に会う・話をするとき
🐾偉い人と相手をするとき

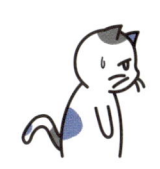
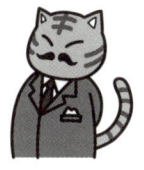

病気の理解

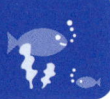

社交不安症の形成

> ### 人前で話す状況や場所を避けてしまうＡさん
>
> 　Ａさんは学生の頃，授業で先生から教科書を読むように言われました。教科書を読んでいたＡさんはたまたま間違いをしてしまい，クラスの友人達はクスクスと笑いました。そのとき，Ａさんは急に恥ずかしくなり，声がふるえ，手がふるえ，ドキドキしてきました。
>
> 　しばらく経ってもＡさんはクラスの前で発表する度に，声がふるえ，身体がふるえ，ドキドキするようになりました。

　なぜＡさんは発表の度に不安や恐怖を抱くようになってしまったのでしょうか？　これには，"古典的条件付け"という脳のしくみが関係しています。

古典的条件付け

　口の中に梅干しがあることを思い浮かべてみてください。思い浮かべただけですっぱい気持ちになって，口の中に唾液が出てきませんか？

　このように，最初は梅干しを食べるという条件によって唾液が出ます。しかし，それが繰り返されると，梅干しを食べずに思い浮かべただけで無条件に唾液が出てくるようになります。このことを古典的条件付けといいます。

　有名な実験に，「パブロフの犬の実験」というものがあります。

　まず，犬にベルを聞かせたあとに餌を与えます。そうすると，犬は餌を食べながら唾液を出します。これを繰り返すと，犬はベルの音を聞いただけで，唾液を出すようになります。さらに，音色が似ている別のベルでも唾液が出るようになるなど，似たような条件でも反応が生じることがわかりました。

Aさんの場合も同じ現象が生じています。"ベル"を"教室での発表場面"，"餌"を"読み間違えたこと"と置き換えると，最初はクラスの前で教科書を読み間違えたときに，声や体のふるえやドキドキが生じていましたが，だんだん，発表するというだけでドキドキするようになりました。さらに，授業以外でも人から注目を浴びる場面になると，ふるえや動悸が出てくるようになってしまったと考えられます。

社交不安症を維持し，強める要素

　認知行動療法では，ある状況に対し，社交不安症の症状が出始めてから大きくなるまでのプロセスを下の図のように捉えています。いくつかの要素に分けて図示したものです。これらの要素が症状の発生と悪循環による維持に関わっていると考えられています。

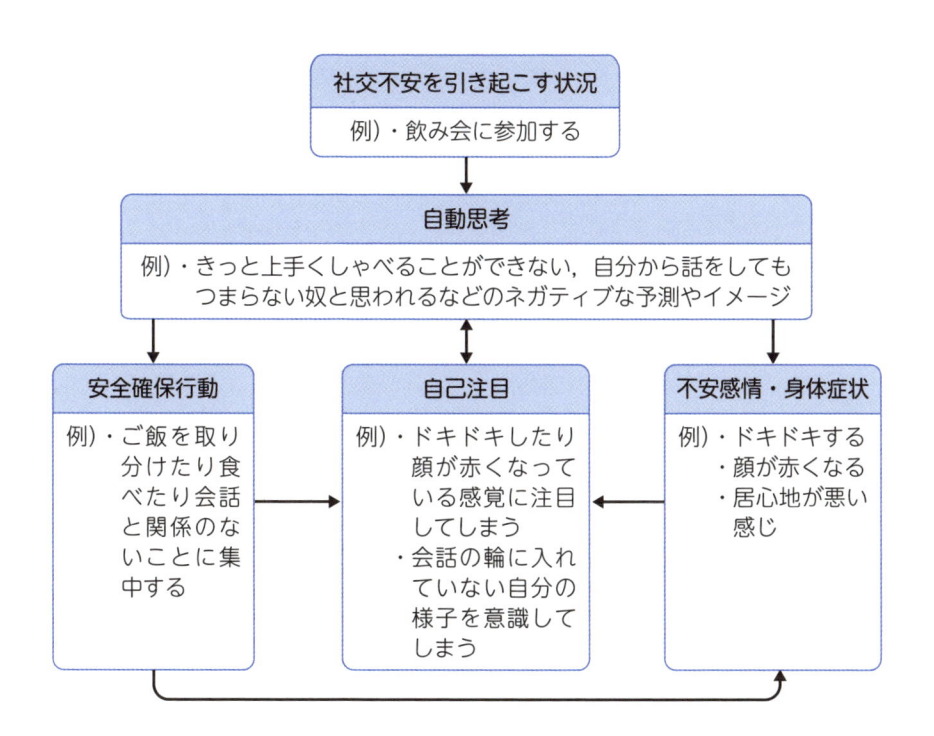

87

自動思考

　自動思考とは，社交不安場面に直面したり直面しそうになったりしたとき
に，自動的に頭に浮かんでくる予測や思い込みなどの考え・イメージのことを
指します。「あの人達に話しかけても，変な奴だと思われて避けられるだろう」
「上手くしゃべることができず恥をかくことになるだろう」など，否定的に判
断されることや，対処できないというネガティブな考えが中心になるため，自
動思考によって不安や恐怖が増大します。

安全確保行動

　社交不安症の症状が生じる場面を避けたり，できるだけ恐怖や不安を感じな
いように対処したりする行動を指します。例えば「飲み会の誘いを断る」「グ
ループで遊んでいるときに食事の用意や後片付けなどの作業に集中する」「会
話の最中にアイコンタクトを避ける」といったことがあげられます。

　安全確保行動は一時的な安心をもたらすこともありますが，本来やりたかっ
たことを避けてしまったり，いつも安全確保行動をしないといけなくなったり
すると，しだいに生活のなかで失う代償が大きくなってしまいます。また，本
来は安全確保行動をしなくても，その状況に対処できることに気づけなかった
り，安全確保行動をしても不安や恐怖が下がらなかったときにかえって焦って
しまったりするなど，安全確保行動が症状の改善を妨げてしまうこともありま
す。

自己注目

　社交不安が高まると，注意（意識）が社交不安に関することに固定されてし
まい，相手の様子や話している内容など，それ以外のことに注意を向けること
が難しくなります。

　注意が固定してしまう対象としてよくあるのが，「相手からどう見えている
か」という心配や，おどおどしている自分のイメージ，動悸や顔が赤くなるな
どの身体症状などです。それら自分自身の状態に関する心配やイメージや体で
感じる症状に注意が固定されると，自分の状態や周囲の状況が客観的に捉えら
れず，ますます症状が大きくなっていくという悪循環が生じやすくなります。

社交不安症と併存することのある病気

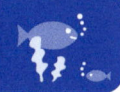

パニック症

パニック症も人前で症状が出る病気ですが，こちらは**場所や時間に関係なく，突然得体のしれない恐怖感に襲われます**。激しい動悸や，立っていられないほどのめまいに襲われ，呼吸困難となり「このままでは死んでしまうのでは？」という恐怖感に襲われることがあります。そして逃げ場のない恐怖感や，また発作を起こすのではないかという不安で，発作が起きた乗り物や場所を避けるようになり，日常生活に支障を来すことがあります。

人前での場面がきっかけとなりませんので，社交不安症と区別されます。

うつ病，双極性障害

うつ病は，ほとんど一日中気分が憂うつでやる気が起きず，食欲や睡眠などにも異常を来す状態が長期間続く病気です。頭痛や肩こりなどの身体症状が強く出る場合もあります。

また，うつ病は社交不安症やパニック症との併存が多く，先に生じる場合・後に生じる場合のどちらでも一定の確率で起きることがわかっています。

うつ状態と，元気が出すぎてしてしまう躁状態とを繰り返す**双極性障害**（躁うつ病）も注意が必要な病気です。躁状態では，眠らなくても元気に活動し続ける，次々にアイディアが浮かぶ，自信に満ちあふれた気持ちになる，大きな買い物やギャンブルなどで散財するといったことがみられます。

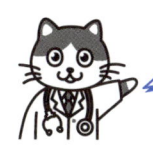

気分が落ち込む，食欲がない，眠れないなどの症状があるときは，主治医に相談してください。社交不安症やパニック症とあわせて治療していくことが大切です。

適応障害

適応障害とは，日常の強いストレスが原因で抑うつ状態や不安，イライラなどの症状が出現する病気です。症状はうつ病とよく似ていますが，ストレスがない状況では比較的楽に過ごすことができ，ストレスの原因がなくなってしばらく経つと症状が改善することが特徴です。

社交不安症が隠れている場合は要注意

ここで注意が必要なのが，背後に社交不安症がある場合です。社交不安症は，もともと素因をもっていた人が，学校でのプレゼンや就職活動，PTAや会議などでの発言などをきっかけに発症する場合が多いといわれています。病院に来るときには抑うつ症状が主症状となっているため，社交不安症がみえにくくなっている場合があります。

例えば，休職中に適応障害で抑うつ治療を行い，抑うつ状態が改善した後に復職したとしても，社会場面で社交不安症の症状が出現し，再び抑うつ状態になってしまう場合も少なくありません。

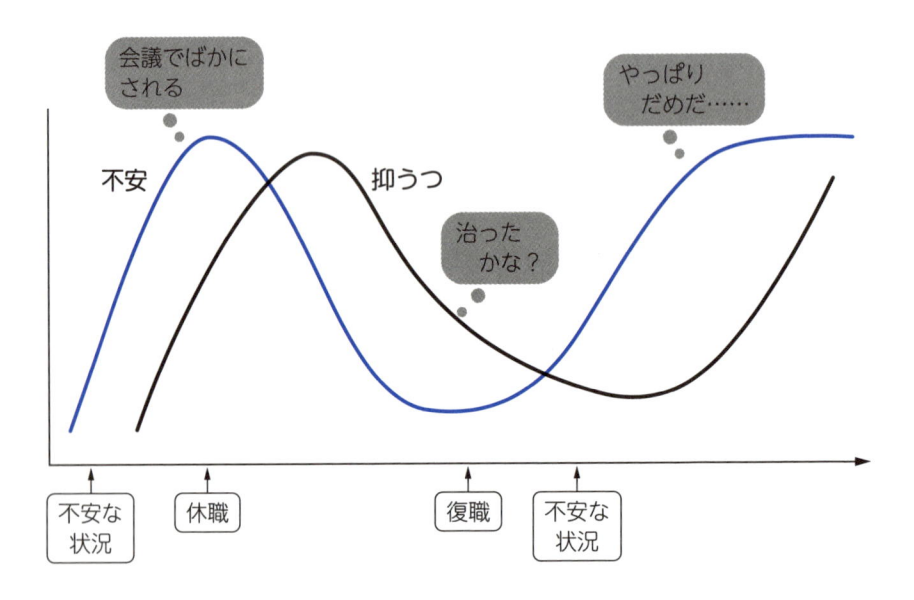

社交不安症と混同しやすい病気

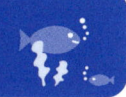

発達障害

　発達障害の患者さんは，**得意なことと苦手なことがアンバランス，対人関係・コミュニケーションが苦手，集中力がアンバランス**などが特徴であるといわれています。その一方で，社交不安症の患者さんは初対面の人との会話や，人から注目される場面でのコミュニケーションが不得意です。そのため，初対面の医師による診察や，初めて行う心理検査などでは，不安・緊張によって普段どおりのパフォーマンスを発揮できない場合があります。

　しかし，このような対人関係の不得意さだけに焦点が当てられてしまい，「人間関係がうまくいかないということは発達障害だろう」と，安易にラベリングされてしまっていることがあります。

2 社交不安症の認知行動療法

まずは自分の状態を知ってみましょう

認知行動療法モデルで分析する悪循環のメカニズム

「1 社交不安症とは」（p78）でも紹介しましたが，右の図の要素が連鎖することによって悪循環を起こしていきます。ネガティブな自動思考が浮かび上がると同時に，体で感じる症状が生じ，それらを落ち着けるために安全確保行動が行われます。また，自分自身の状態に関して注意が向きやすくなります（**自己注目**）。社交不安症の症状は，これらの変化がさらに次の変化へと発展していくことで残りつづけ，大きくなっていきます。

例えば，自己注目が高まると自分自身の体の変化に過敏になります。すると「焦っていることに気づいて，さらに焦る」という悪循環が起こってきます。また，安全確保行動を行うと不安感が下がったり身体症状が落ち着いたりするため，安全確保行動を繰り返し行ってしまいます。

社交不安症で生じている悪循環を改善するためには，特に「**自動思考**」「**自己注目**」「**安全確保行動**」に注目することがポイントです。

例えば，右の図のように，飲み会に参加する際に「自分から話をしてもつまらない奴と思われる」といった自動思考が予測しすぎであったり，話している際に「顔が赤くなっている」「手に汗をかいている」といった自分の身体症状に注目しすぎていたり，これらの状況を避けるために必要以上に予防したりしているといった部分に注目しながら，悪循環から抜け出る方法を探します。

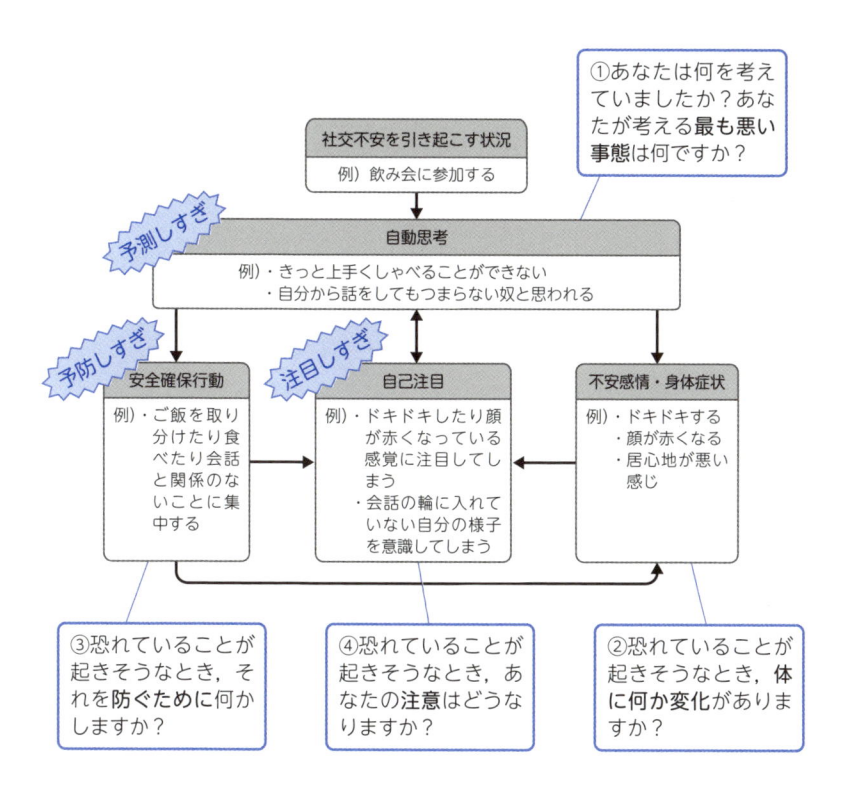

社交不安を引き起こす状況

例）飲み会に参加する

自動思考

例）・きっと上手くしゃべることができない
・自分から話をしてもつまらない奴と思われる

予測しすぎ

①あなたは何を考えていましたか？あなたが考える**最も悪い事態**は何ですか？

予防しすぎ

安全確保行動

例）・ご飯を取り分けたり食べたり会話と関係のないことに集中する

注目しすぎ

自己注目

例）・ドキドキしたり顔が赤くなっている感覚に注目してしまう
・会話の輪に入れていない自分の様子を意識してしまう

不安感情・身体症状

例）・ドキドキする
・顔が赤くなる
・居心地が悪い感じ

③恐れていることが起きそうなとき，それを**防ぐために**何かしますか？

④恐れていることが起きそうなとき，あなたの**注意**はどうなりますか？

②恐れていることが起きそうなとき，**体に何か変化がありますか？**

STEP
1

実際に悪循環のメカニズムの図を作成してみましょう。

記入のしかた
①社交不安を引き起こす状況を 1 つ選び，「社交不安を引き起こす状況」に記入しましょう。 ②その状況が生じるときに何を考えているか「自動思考」に記入しましょう。 ③自動思考にあるようなネガティブな予測やイメージ，恐れていることが起きそうなときの自分の注意を「自己注目」に記入しましょう。 ④恐れてるときに生じる身体症状を「症状」に記入しましょう。 ⑤恐れていることを防ぐために行っている行動を「安全確保行動」に記入しましょう。

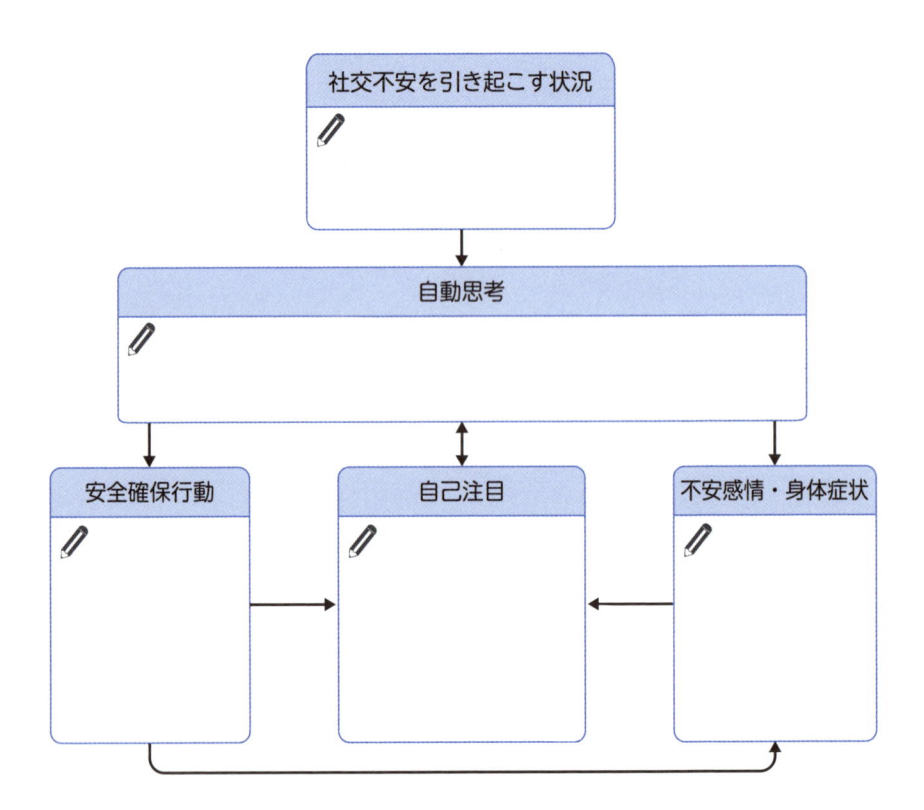

安全確保行動とは

　安全確保行動とは，症状が起こりそう・起こったときに，症状を避けたり抑えたりするためにする行動のことを指します。

　安全確保行動それ自体に良い悪いはありません。しかし，安全確保行動は本人も意図しないうちに習慣化していくというデメリットがあります。不安や恐怖を感じているときに，その不快な体験から逃れられるのですから，次に不安や恐怖を感じたときに，自分でも意識しないまま同じような行動を繰り返す可能性は高くなります。

　「安全確保行動をしなかったら大変なことになっていたかもしれない」「安全確保行動のおかげで助かった」と考えることが，次に安全確保行動を取るきっかけになることもあるかもしれません。こうして安全確保行動は常習化していき，「不安・恐怖」→「安全確保行動」→「安心」という一連の流れが定着していくことになります。

　このことの一体何が問題なのでしょうか？　すぐに安心できることはメリットでしかないように感じるかもしれません。しかし，いったん安全確保行動が習慣化すると，どんどんその頻度は増え，やがて些細な不安でも安全確保行動が必要になってきます。

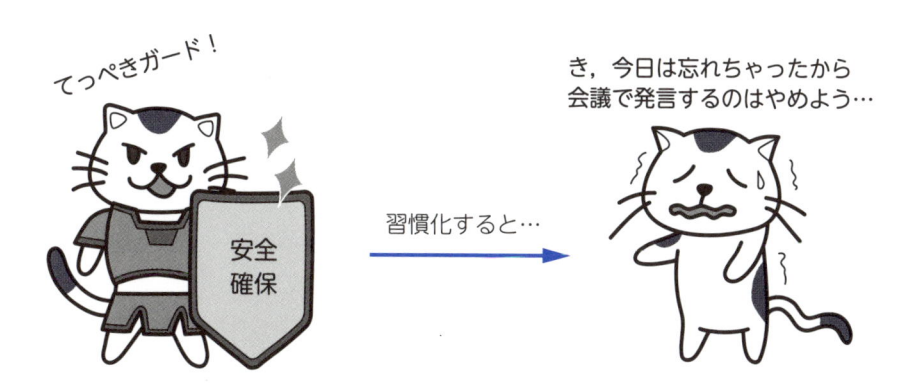

　するとしだいに，安全確保行動のせいで本来やるべきことができなくなったり，やりたいことを諦めたりすることが多くなっていくでしょう。短期的な安心と引き換えに，生活がどんどん不自由になっていくのです。それは安全確保行動を通じて，社交不安症に生活を支配されているようなものなのかもしれません。

　もしあなたがそのような状況に置かれているのだとしたら，徐々に安全確保行動を減らしていき，最終的には別の方法で不安や恐怖に対処できるようにしていけるほうがいいでしょう。

　次ページのリストに書かれているものは，人前で話をする場合の安全確保行動の例です。スピーチ場面以外でも，どんな安全確保行動を行っているか確認してみましょう。

あなたがよく行う安全確保行動にチェックをつけ，リスト以外に行っていることがあれば書き加えてみましょう。

安全確保行動のリスト

□ 人前で喋らなくてはいけない場や大勢の人が集まる場に行かない

□ 人が集まって会話する場でも，自分からは喋らないようにする

□ 発言を求められたり，何かを聞かれたりしても手短に答えて会話を打ち切る

□ 発言をする前に，事前にカンペを用意したり手にメモを書いたりする

□ 頭のなかで何度もリハーサルをする

□ 気まずい雰囲気にならないように喋り続ける

□ 人前で喋っているときや誰かとの会話中にもじもじするなど，何らかの動作を行って不安をまぎらわす

□ 人前で喋っているときや誰かとの会話中に，顔を伏せたり隠したりする

□ 人前で喋っているときや誰かとの会話中に，目を合わせないようにする

□ 呼吸法などリラックスする努力をする

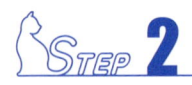 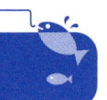

実践してみましょう

安全確保行動のやめ方・減らし方

　安全確保行動のやめ方・減らし方にはコツがあります。**一気にすべてをやめる必要はありません**。安全確保行動を一気にやめて，苦手な状況にチャレンジすることは，とてつもなく怖いことだと思います。やめられそうなことから少しずつ減らしていけばいいのです。何からやめていくかは，その安全確保行動をするメリット（利点）が大きいか，デメリット（代償）が大きいかを考えてみてください。

　例えば，「発言が求められる会議や授業を欠席する」という安全確保行動には，「人前で発言する恐怖を感じなくて済む」という利点がありますが，「仕事の評価や学校の成績評価を悪くする」「いつまでも人前で話すことができるようにならない」など，社会生活に大きな代償が生じます。

　一方，「発言をする前にリラクセーションをする」という安全確保行動には「不安・恐怖がマシになることもある」「上手く行けば不安をコントロールできる自信がつく」など利点がありますが，「リラクセーションをしないとその場にいられない」「リラクセーションが上手くいかないと余計に焦る」といった代償が生じます。しかし，それによって会議や授業に出ることができるのであれば，「リラクセーションを行う」という安全確保行動には充分な利点があると考えられないでしょうか？　少なくとも，会議や授業への出席そのものを諦めてしまうよりは，ずっとマシなのではないかと思います。

　このように安全確保行動には，その代償を差し引いても得られる利点が大きいものがあります。最終的にはすべての安全確保行動をやめることを目標とするほうがいいかもしれませんが，**まずは大きな代償を払わなくてはならない安全確保行動から**やめていけるといいでしょう。

安全確保行動は自転車の補助輪のようなものです。補助輪なしで自転車に乗れることが理想的ですが，いまのあなたは自転車に乗ると転んでしまうことがあり，自転車に乗ることに強い恐怖を感じています。そのとき，自転車に乗ること自体を諦めてしまうよりは，補助輪をつけてでも乗ることができるほうが，豊かな生活を送れるのではないでしょうか？

　補助輪をつけて自転車に乗れる自信がついたら，2つあった補助輪を1つにしたり，でこぼこ道を走るときだけ補助輪をつけ，平らな道では外したりできるようにしてみましょう。いつかは補助輪なしで，どんな道でも自由に自転車に乗れるようになるはずです。

　p97でリストアップした安全確保行動のなかから，生活に大きな支障が出ている安全確保行動，補助輪の役目を果たす（いずれは減らしていける）安全確保行動を確認してみましょう。

　安全確保行動は，のちに出てくる行動実験でも扱っていく大切な課題です。いま一度，どのような安全確保行動があるか，日々の生活でも注意深く観察し，リストにあげていくようにしましょう。

他者から見える自己像を見る

他者評価と自己評価のずれ

　自分が他人からどう見られているかという考えが頭の中に浮かんでくると，「手が震えてしまっているのではないか」「顔が赤くなっているのではないか」といった自己注目に自分の意識が向いてしまいます。

　図1を見るとわかるように，他者評価はどのグループでも変わらないですが，社交不安症の患者さんの自分に対する否定的評価は他のグループと比べて飛び抜けて高くなっています。一方で，自分が他者からどのように見えているか，実際に確かめてみたことがある人は少ないはずです。

　他者評価と自己評価のずれの是正に有効的な手段として，「動画フィードバック」があります。動画フィードバックは，他人を観察するように自分自身の映像を客観的に見る練習のことを指します。動画の中の自分を他人として観察することで，「頭の中の自分に対するマイナスな自己イメージ」と「他人と

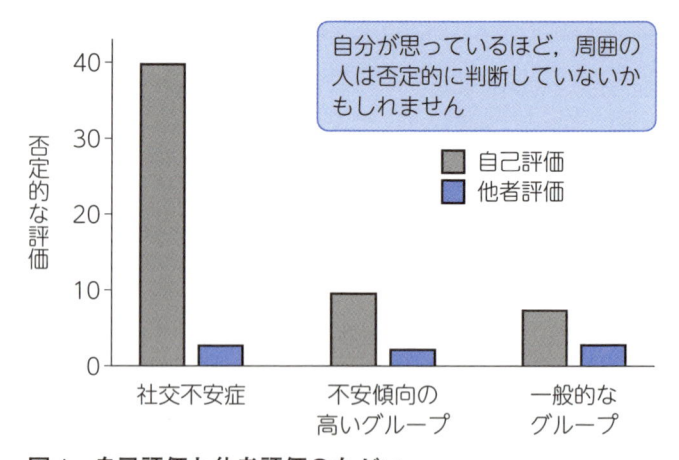

図1 自己評価と他者評価のちがい
〔Stopa L, et al:Behav Res Ther, 31:255-267, 1993 をもとに作成〕

思って客観的に見たときの現実的な姿」の違いに気づくことができます。

動画フィードバック実験の実施

　医療従事者と一緒に行う場合は医療従事者が撮影をしますが，自宅で行う場合は，携帯電話，スマートフォン，タブレット端末などの録画機能を使って自分で撮影してみましょう。誰かに撮影が頼めそうな場合は，家族や友人に協力してもらいましょう。

（1）安全確保行動ありで実践する

　まずは，次ページの手順を参考に実践してみましょう。普段，人と話をする際に行っている安全確保行動をしたまま，3分間のスピーチを行います。予想や結果はふるまいの予測シート（p102）に記入していきましょう。

（2）安全確保行動なしで実践する

　次に安全確保行動なしで，同じように実践してみましょう。

動画フィードバック実験

① どのような自分の姿が映っていると思いますか？　スピーチを行う前に，自己イメージや見た目の主観的な印象（予測）をつけてみましょう。

② 実施した後，動画を見る前に，どのようなイメージが映っているかを想像し，ふるまいの予測シートに記入してみましょう。

③ 動画を見て，スピーチの様子を確認してみましょう。実施する前，あるいは動画を見る前の予測と同じイメージが映っていましたか？　結果を記入してみましょう。動画を撮ってくれた人がいる場合は，感想を聞いてみましょう。
※動画を見て確認する際の注意点ですが，動画に写っている人物を「自分」として見るのではなく，「他の人」として見るように心がけましょう。

④ 動画を見る前と見た後でどうでしたか？　事前に予測したことと異なる結果はありましたか？　気づいたことを記入してみましょう。

(3) ふりかえる

　最後に全体をとおして学んだことを記入しましょう。動画を撮ってくれた人がいる場合は，あなたのスピーチはどうだったか，安全確保行動のあり・なしで違いがあったか聞いてみましょう。

ふるまいの予測シート

動画フィードバック実験の前後でどうなったか，記入してみましょう

どんな安全確保行動があるか	体・ふるまいの予測（予想する最悪の事態など）	体・ふるまいの結果（直後の感想・動画に映っているであろうイメージ）	客観的に見た結果（動画で見えたもの）	気づいたこと
安全確保行動あり				
安全確保行動なし				

不快な身体感覚や不安・恐怖への向き合い方

社交不安症で症状がどんどん大きくなってしまう悪循環から抜け出すにはどうしたらいいのでしょう？　一つの有効な方法は，注意のコントロール法を身につけ，これまでとは違った形で社交不安場面の不安症状に向き合っていく方法です。

注意のコントロール法

注意のコントロール法は，安全確保行動によって避けたり逃げたりする方法でもなければ，ひたすら我慢して耐え忍ぶ方法でもない，**不安・恐怖に対処する第三の道**とでもいえる方法です。

社交不安症の悪循環に陥っている時の状態を図で示すと，**図2**のような状態になります。不安や恐怖，赤面している自分など，自分のイメージに注意（意識）が固定してしまい，ネガティブな未来予測が湧いてきています。不安や恐怖がもっとひどくなるのではという心配で，目の前が覆い尽くされてしまっているというイメージです。

注意のコントロールができるようになると，身体感覚や不安・恐怖以外のことにも目が向けられるようになります（**図3**）。ただし，注意のコントロール法

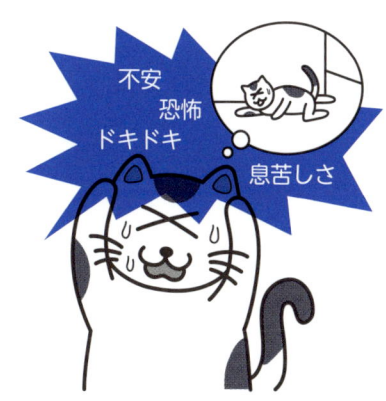

図2　発作が起きると，ネガティブなイメージで頭がいっぱいになる

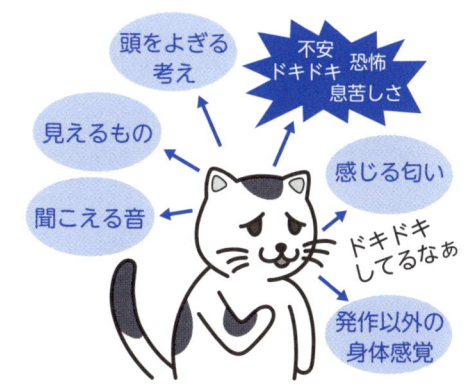

図3　外の様子・自分の状態を観察する

STEP
2

103

は，不快な身体感覚や不安・恐怖を感じないように避ける方法ではありません。むしろ，苦しいことや嫌なことを積極的に観察しつつ，あわせてその他の出来事や感覚も感じられるように注意を分散させていく方法です。

　"他の出来事"のなかには，頭をよぎるネガティブな考えなども含まれます。例えば「失敗して恥ずかしい思いをしてしまう」と考えていることと，「いま『失敗して恥ずかしい思いをしてしまう』と考えているなぁ…」と気づくことは同じことのようで，その冷静さや客観の度合いに違いがあります。つまり，体の内と外でいまこの瞬間に起きているあらゆることを，良いこともつらいことも分け隔てなく，ただ観察し，ただ感じていくのです。

　この方法は，マインドフルネスとよばれることもあります。経験したことのない新しいスポーツを身につけるような地道な練習が必要になります。次ページからの方法を参考に，まずは練習を繰り返してしてみてください。

自分の外部に注意を向けるシフトトレーニング

　まずは対人場面ではないところで，自分の体の外側で起きていることに注意をシフトするトレーニングを行ってみましょう。

> ### 自分の体の外側のことだけに注意を向けてみる
>
> ① 視覚の注意を外部に向ける
>   人物の写真であれば，服の模様，ほくろの位置など，それ以外では植物の葉の模様など，よく見ないと認識しない細部へ注意を向けてみましょう。
> ② 聴覚の注意を外部に向ける
>   目を閉じて，聞こえてくる音を聞き分けてみましょう。
>   部屋の中のエアコンや時計の音，部屋の外の車が走る音や風の音，人の話し声などに耳を傾けてみましょう。
> ③ 嗅覚の注意を外部に向ける
>   目を閉じて，何の匂いか考えてみましょう。部屋にある物の匂いや，食べ物，飲み物の匂いを感じてみましょう。
> ④ 味覚の注意を外部に向ける
>   飲み物や食べ物を口に含んだときの感覚に注意を向けてみましょう。
>   食べ物の大きさや硬さ，甘みや苦み，舌触りやのどを通る感覚に注意を向けてみましょう。
> ⑤ 触覚の注意を外部に向ける
>   手や体が接している物の手触りや，温かさ，冷たさなどに注意を向けてみましょう。また，その感覚がどう変わるかに注意を向けてみましょう。
> ⑥ ①〜⑤を順番に繰り返しながら，合計 5〜10 分程度行う

　このようなトレーニングを行い，自分以外の外部に注意を向ける感覚をつかみましょう。外部に注意を向けている間は，自分のことを忘れるぐらい没頭できるといいでしょう。トレーニング中にさまざまな考えが浮かんでくることがありますが，考えに気づいたら，また外部に注意を引き戻しましょう。

自分の内部と外部で注意をシフトするトレーニング

　外部に注意を向けることができるようになったら，自分と外部に交互に注意を切り替える練習を行いましょう。目を閉じずに電車での移動中に行うことも可能です。

　自分にばかり注意を向け過ぎたり，自分から完全に注意をそらしたりするのではなく，色々なものに切り替えていく練習を行いましょう。

> **自分の感覚と外側，交互に注意を向けてみる**
>
> ① 自分の内部に注意を向ける
> 　ドキドキする身体感覚や，頭の中に浮かんでくるとりとめもない思考，イメージに注意を向けてみましょう。そのあと，外部に注意を向けてみましょう。
> ② 注意の対象を交互に入れ替える
> 　慣れてきたら，自分への注意と，他人への注意を交互に入れ替えてみましょう。
> ③ 他のことを行いながら，注意の切り替えを行うことが出来るか，練習する
> ④ ②と③を順番に繰り返しながら，合計5〜10分程度行う

社交場面で注意をシフトするトレーニング

　注意を切り替える練習を行ったら，今度は人の顔に注意を向け，観察する練習を行いましょう。自分の注意がどこに向いているか観察し，その注意を別のところに向けるイメージで行うことが大切です。

> **社交場面で注意を切り替えてみる**
>
> ① 他者に注意を向ける
> 　観察している人の顔をよく観察してみましょう。
> 　その人の顔の輪郭や髪の色や長さ，瞳の色や服装，身に着けているものなどに注意を切り替え，よく観察してみましょう。
> ② 注意の対象を交互に入れ替える
> 　慣れてきたら，自分への注意と，他人への注意を交互に入れ替えてみましょう。
> ③ 世間話をしながら，相手の顔を観察する
> 　親しい人の顔を観察してみましょう。十分観察できたら，世間話をしながら相手の顔を観察してみましょう。また，観察するのにも慣れてきたら，話の内容にも注意を向けてみましょう。
> ④ ②と③を順番に繰り返しながら，合計5〜10分程度行う

　次のページからのシートに練習の記録を残していくようにしましょう。

✏️ 注意のシフトトレーニング（記入例）

日付	どういう場面，状況で実践しましたか？	どんなことに注意が固定されていましたか？ どんな注意シフトトレーニングを実施しましたか？	上手く注意を集中させたり，注意をそらすことができましたか？ （0 ～ 100）	注意をそらして気づいたことはありますか？
○月△日	・寝るとき		・布団がふわふわしている様子や足がひんやりと冷たい様子（80）	・じんわりと温かくなって眠くなる ・布団の重みが心地よい
○月△日	・会議で自分の発言する順番が近づいたとき	・何を言おうかということで頭がいっぱいだったが，他の発表者の様子を観察してみた ・部屋の様子や音に注意を向けてみた	・発表者の人の様子を観察する（60） ・部屋の暗さやパソコンの音が響く様子（70）	・気が付くと手に汗をかいていることに注意が固定されがちである ・いつもは気づかなかったが意外と色々な音がしている
○月△日	・家の近くの喫茶店でコーヒーを飲みにいって，近所の人がいることに気づいたとき	・私に気がついたら嫌だなと思ったが，コーヒーの匂いに注意を向けた ・ほかの人を観察した	・コーヒーや食べているもの（80） ・他の人を観察する（40）	・コーヒーに注意を向けると周りを気にせず喫茶店を楽しめていた ・周囲の人と目が合うのではないかと思ったが意外と自分のことを見ていない

社交不安

✐ 注意のシフトトレーニング（続き）

日付	どういう場面、状況で実践しましたか？	どんなことに注意が固定されていましたか？どんな注意シフトトレーニングを実施しましたか？	上手く注意を集中させたり、注意をそらすことができましたか？（0〜100）	注意をそらして気づいたことはありますか？

スキルアップを目指す
薬剤師の臨床総合誌

Rx Info
調剤と情報

監修 日本薬剤師会

4月号　まずはここから！
子どもの副作用

5月号　エキスパートが教える！
運転注意薬の基本的な考え方

6月号　**脂質異常症の最前線を追う**

※特集タイトル、内容、および時期については変更となる場合がございます。（2019 年 3 月現在）

毎月1回
1日発行

**A4
変型判**

1 冊
1,700 円（税別・送料別）

年間購読料（12冊）
20,400 円（税別・送料当社負担）

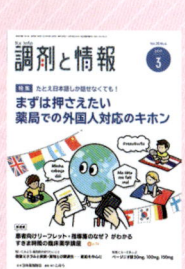

バックナンバーを試しにお読みいただけます！

 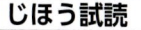 **検索**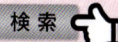

株式会社じほう　http://www.jiho.co.jp/

〒101-8421 東京都千代田区神田猿楽町1-5-15 猿楽町SSビル／ TEL 03-3233-6333　FAX 0120-657-769
〒541-0044 大阪市中央区伏見町2-1-1 三井住友銀行高麗橋ビル／ TEL 06-6231-7061　FAX 0120-189-015

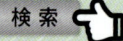 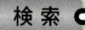

✏️ 注意のシフトトレーニング（続き）

日付	どういう場面，状況で実践しましたか？	どんなことに注意が固定されていましたか？どんな注意シフトトレーニングを実施しましたか？	上手く注意を集中させたり，注意をそらすことができましたか？（0〜100）	注意をそらして気づいたことはありますか？

STEP 2

社交不安

✏️ 注意のシフトトレーニング（続き）

日付	どういう場面，状況で実践しましたか？	どんなことに注意が固定されていましたか？どんな注意シフトトレーニングを実施しましたか？	上手く注意を集中させたり，注意をそらすことができましたか？（0～100）	注意をそらして気づいたことはありますか？

▌行動実験

行動実験とは？　やってみて検証してみましょう

　行動実験とは，不安や恐怖を感じる行動をあえてやってみて，どのようなことが起こるか検証する作業のことです。社交不安の悪循環メカニズムをみてわかったように，あなたは不安や恐怖を感じる場面で「きっと頭が真っ白になって自分のことをコントロールできなくなってしまう」「周囲の人にパニック状態になっていることを気づかれ，笑われてしまう」などのように，ネガティブな予測（自動思考）をもっているはずです。

　実験とは，「ある予測・仮説を立てて，本当にそのとおりになるか，ならないとしたらどうなるのかを客観的に確かめること」をいいます。行動実験では，あなたが抱くネガティブな予測（自動思考）を検証していきます。

　もし，あなたが思い描いている予測が事実とは異なり，現実には，そこまで不安や恐怖を抱く必要がないのだとしたらどうでしょうか？　心配していることが取り越し苦労だったらどうでしょうか？　そのような思い違いを発見できると，社交不安場面で生じている悪循環の流れは確実に変わっていきます。

　次ページに，あなたに試していただきたい行動実験のリストがあります。きっと抵抗感を感じるものが多いでしょう。そして抵抗感を抱くことには，何らかのネガティブな予測があるはずです。このセクションでは，安全確保行動をやめて，不安や恐怖を感じながらも，自分のネガティブな予測が正しいのかを積極的に検証していく練習を進めていきます。

行動実験リスト

- □ 他人の誘いを断る，もしくは自分から人を誘うなど，普段と違う対応をしてみる
- □ 友人や会社の人と食事をするときにわざと手を震えさせてみるなど，不安症状をあえて見せてみる
- □ 人が話をしているのをさえぎって質問したり，間違いを指摘したりする
- □ 仕事中にわざとペンや紙などを机の下に落とす
- □ 数人で会話中，話を聞いているふりをしながら周囲の人の顔を注視してみる
- □ 会話の途中で明らかな間を作ったり，わざとどもったり，会話の間に「えー」「んー」などを入れて話してみる
- □ 話が盛り上がっている人たちの輪に入り，何の話をしていたか聞く
- □ 忙しそうにしている人に話しかける
- □ 飲み会や懇親会などで自分の席を離れ，遠くの席の人の会話に混ざってみる
- □ 会議やミーティング中，授業中に挙手して発言する
- □ イベントや会議などで，司会や幹事を申し出る
- □ 周囲に人がいるところで，上司に仕事の報告をする
- □ あえて人前で電話をかけてみる
- □ 時間ギリギリに教室や会議室に入り，空いている席を探して座る
- □ 寝癖をつけて外出し，一日を過ごす
- □ 左右違う靴下を履いて外出し，一日を過ごす
- □ ポケットを裏返して外出し，一日を過ごす
- □ わきの下をわざと水で濡らして外出し，一日を過ごす
- □ シャツやジャケットなどのボタンを掛け違えて街やお店の中を歩く
- □ ジャケットを裏返しにして着て，街やお店の中を歩く
- □ 人と会う際に，明らかに派手なシャツを着てみたり奇抜な格好をしてみたりする
- □ 街を歩いている知らない人に声をかけて道を聞く

□ 買い物をする際に会計をしている店員の顔をじっと見てみる

□ コンビニで品切れになっている肉まんや唐揚げなどを頼み，売り切れであると言われたら「今から作れますか？」と尋ねる

□ レンタルビデオ屋でDVDを借りて外へ出た後，すぐにお店に戻り「DVDプレイヤーを持っていないことを忘れていました」と言って返却する

□ お店で自分の好みを最初に伝えてみる

□ デパートのサービスカウンターに行って紙袋が欲しいと言う

□ 男性はレディース，女性はメンズの服屋さんに入って見ているふりをする

□ カフェでミルクティーを注文し，受け取る際にレモンティーに変えられるか尋ねる（もしくはアイス⇔ホット）

□ カフェで「オレンジジュースのホット」「シェイクのホット」などありえないメニューを頼む

□ 駅前で鼻歌を歌ったり，遠くに向かって手をふったりする

□ 駅前でスキップする

□ 改札を通る際，あえて間違ったICカードや切符を入れる

□ 電車内できょろきょろして周囲を見てみる

□ 10mほど後ろ向きに歩いてみる

□ 長さ50cmほどのトイレットペーパーをポケットから出して，街やお店の中を歩く

□ 頬をチークで明らかに赤く塗り，ショッピングに出かけたり店員に質問する

□

□

□

行動実験に取り組む意欲を高めるために

　行動実験は，不安や恐怖を感じることを自ら選択して挑戦していく必要があり，非常に勇気のいる取り組みになります。実施にあたっては，やり遂げられそうな課題から少しずつ始め，できるだけ負担が少なくなるような工夫をしますが，決して楽な治療法ではありません。そのため「なんのために行動実験をするのか？」「行動実験によって社交不安症を克服したら，どんなことをしたいのか？」といった目標を明確にしておくことが大切です。

　行動実験に取り組んでいくと，時には不安や恐怖を前に後ずさりしそうになることがあります。そんなとき，自分のなかに確固たる目標があると，そのことが支えになったり背中を押してくれたりします。

　社交不安症に立ち向かっていくにあたって，現在の生活のなかで，社交不安症を理由に避けていること，諦めてしまっていることはどんなことでしょうか？この文章を最後まで読み終えたときに，いま苦しんでいる症状が魔法のように消えてしまったとしたら，次の瞬間からあなたは何をしたいでしょうか？

　実際に行動実験を始める前に，少し時間を取って目標について考えてみましょう。まずは社交不安症によって避けている・諦めていることを右ページの枠にリストアップしていきます。次に，リストを参考に，「短期的目標」「中期的目標」「長期的目標」といった段階ごとの目標を書いてみましょう。また，立てた目標は適宜振り返り，加筆・修正していきましょう。

社交不安症によって避けている・諦めていること

 かつては出来ていたのに社交不安症を発症してからできなくなったこと，本当はしたいのに諦めていることは，どんなことでしょうか？

例）おしゃれなカフェでコーヒーを飲む。飛行機に乗って海外旅行へ行く。

社交不安

できるようになりたいこと・達成したいこと

 社交不安症を克服したらやりたいこと，できるようになりたいことは，どんなことでしょうか？

🐾 短期的目標（この1〜2カ月で達成したいこと）

🐾 中期的目標（認知行動療法に少し慣れてきたら達成したいこと）

🐾 長期的目標（数年後に達成したいこと）

STEP 2

不安のメカニズム　〜逃げるよりも，慣れろ〜

　行動実験では，これまで避けていた不快な刺激や感覚，感情を引き起こす状況に積極的にチャレンジしていくことになります。実はこれまでの研究から，行動実験のように不安や恐怖を積極的に体験するようにしていくほうが，克服につながることがわかっています。

　安全確保行動は，一時的な安心をもたらしてくれますが，安全確保行動をとらなくても自然に不安・恐怖が下がっていくことや，体の感覚に慣れていくことを体験する機会を奪ってしまいます。その結果，長期的にみると，いつまでたっても苦手な状況が不安で怖いままになってしまうのです。社交不安を克服するためには，**不安や恐怖を感じるような場面に繰り返し自分をさらしていくことが効果的**です。このような方法を認知行動療法では**エクスポージャー療法（曝露療法）**とよんでいます。

　※避けていた不安・恐怖を積極的に経験するという手続きは共通していますが，図のような身体反応の慣れを目的とする場合はエクスポージャー療法，ネガティブな予測の検証を目的とする場合は行動実験と使い分けられることがあります。

行動実験のコツ
（1）段階的にチャレンジする

　行動実験では，実際に普段の生活で社交不安を感じる状況に対してチャレンジしていきます。ただし，何から始めていくかを決めるには，少し注意が必要です。

　あなたが筋力トレーニングを始めるとしたら，最初にどんなダンベルを選ぶでしょうか？　持ち上げられるかわからないほど重いダンベルだと，思わぬケガをしてしまうかもしれませんし，そもそも持ち上げることすらできないかもしれません。逆に軽すぎるダンベルだと，軽々と持ち上げることができる一方，筋肉に負荷がかからず，いつまでたっても身体が鍛えられません。最初のダンベルとして最適なのは，そこそこ重さを感じるけれど，失敗なく確実に持ち上げられるダンベルなのではないでしょうか？

　行動実験も同じです。**不安や恐怖は感じるが，おそらくやり遂げられると思える課題**（8割くらいの確率で達成，成功できそう）から始めていき，徐々に

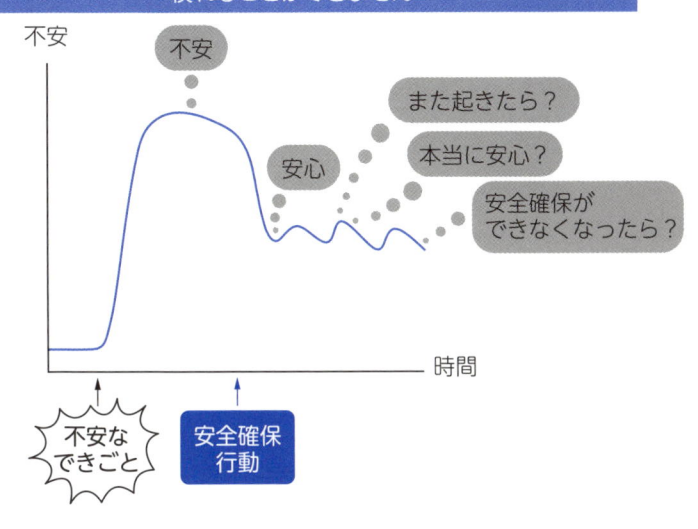

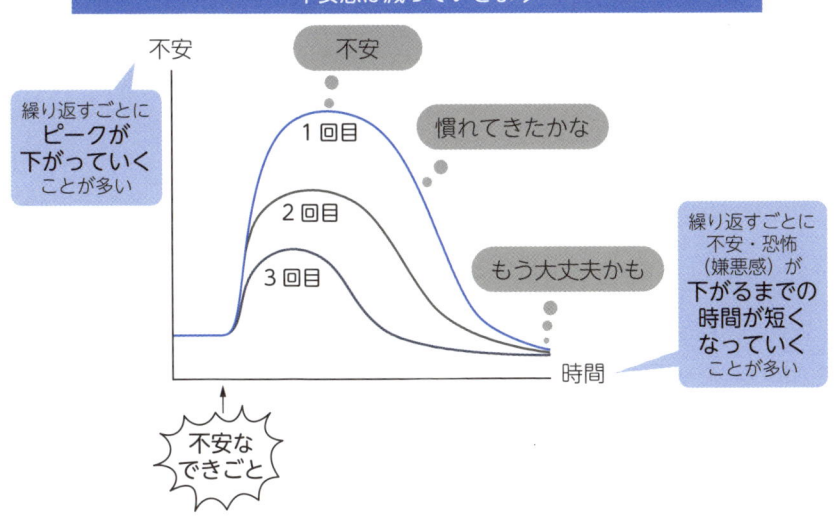

STEP
2

117

難易度を上げていく方法がおすすめです。どの課題から取り組むかを決めるには、不安階層表を活用しましょう。

(2) 予測（思い込み）と結果（現実）のズレをしっかり確認する

　行動実験を行うためには、ただ課題を繰り返すだけではなく、「実施前の予測はどうなりそうか？」、また実施したのちには、「予測と結果にどんな違いがあったか？」について確認しながら進めていくことが大切です。

　予測については、自分が思い描く最悪の展開がどんなものか考えてみてください。社交不安場面で自分がどうなることを不安に感じたり、恐れたりしているかは、意外と意識されていないものです。具体的な手順は後のページで解説していますので、説明をよく読みながら行動実験の手順を進めていきましょう。

不安階層表をつくってみましょう

　不安階層表は、不安を感じる状況を、その不安のレベルの順番に並べていくものです。自分が何をどれくらい怖がっているのかがわかり、行動実験の課題を検討するとき非常に役立ちます。まずは不安・恐怖を感じる状況をリストアップし、0～100の不安・恐怖感をつけ、階層表に並べ替えていきましょう。

　状況はある程度細かく具体的にする必要があります。例えば「会議で発言する」という状況も、5人程度の会議と10人以上の会議で不安・恐怖感が異なる場合は、それぞれ「5人程度が集まる会議で発言する」「10人以上の人が集まる会議で発言する」と分けて書くほうがいいでしょう。そのほかにも、その会議に参加している人が誰か、どれくらいの時間の会議なのかなども不安・恐怖感に影響を与えるかもしれません。

　今後、階層表に基づいて行動実験に取り組んでいくことになりますので、**具体的にどんな状況にチャレンジするのかが明確になるような書き方をしておきましょう**。不安階層表を作成することは、「どんなことを不安に感じているのか」「その状況をどんな風に捉えているのか」といった自身の考え方や捉え方を知ることにもつながります。

　実際に階層表を作成する際には、下準備として、まずは順序にこだわらず苦

手な状況を書き出してみることをおススメします。p115の「社交不安症によって避けている・諦めていること」「できるようになりたいこと・達成したいこと」でリストアップした内容も参考にしてみましょう。

苦手な状況はなんでしょうか？　まずは思いつく限りに書いてみましょう。

付せんを用いた不安階層表の使い方

　不安階層表を作る際に，付せんを活用する方法もあります。

　この方法は恐怖や不安を感じる状況の項目を何度も並べ替えることができるので，最初に表を作るときに作業がしやすく，不安感・恐怖感が変化したときもすぐに移動させることができます。日付を書いた付せんを貼って，表全体を携帯電話のカメラで撮影しておくと，エクスポージャー療法の成果がわかるのでオススメです。以下の手順に従って試してみてください。

【方法1】

① 不安・恐怖を感じる場面を一つずつ付せんに書き出す。
② 当てはまる不安・恐怖レベルの欄に付せんを貼りつける。
③ 新しい付せんを1枚用意し，日付を書き込み，表の枠外に貼りつける。
④ 表全体が写るように携帯電話のカメラなどで撮影する。

<一定期間が経ったら…>

⑤ あらためて不安・恐怖感のレベルを考え，変化している項目があれば移動させる。
⑥ 日付を書き込んだ付せんを貼りつけ，再度撮影する。
⑦ 撮影した複数の不安階層表を比較する。

【方法2】

① 「方法1」の①②を行う。
② すべての付せんに，日付とその時点での不安度・恐怖度を書き込む。

<一定期間が経ったら…>

③ あらためて不安・恐怖感のレベルを考え，変化している項目があれば移動させる。
④ 付せんに書いてある当初の不安・恐怖感のレベルと現在のレベルを比較する。

不安階層表（記入例）

100：最も強い不安や不快感があり，避けてしまいたくなるような状況（もの，動作，状況など）

0：全く不安や不快感が起こらない，リラックスした状況（もの，動作，状況など）

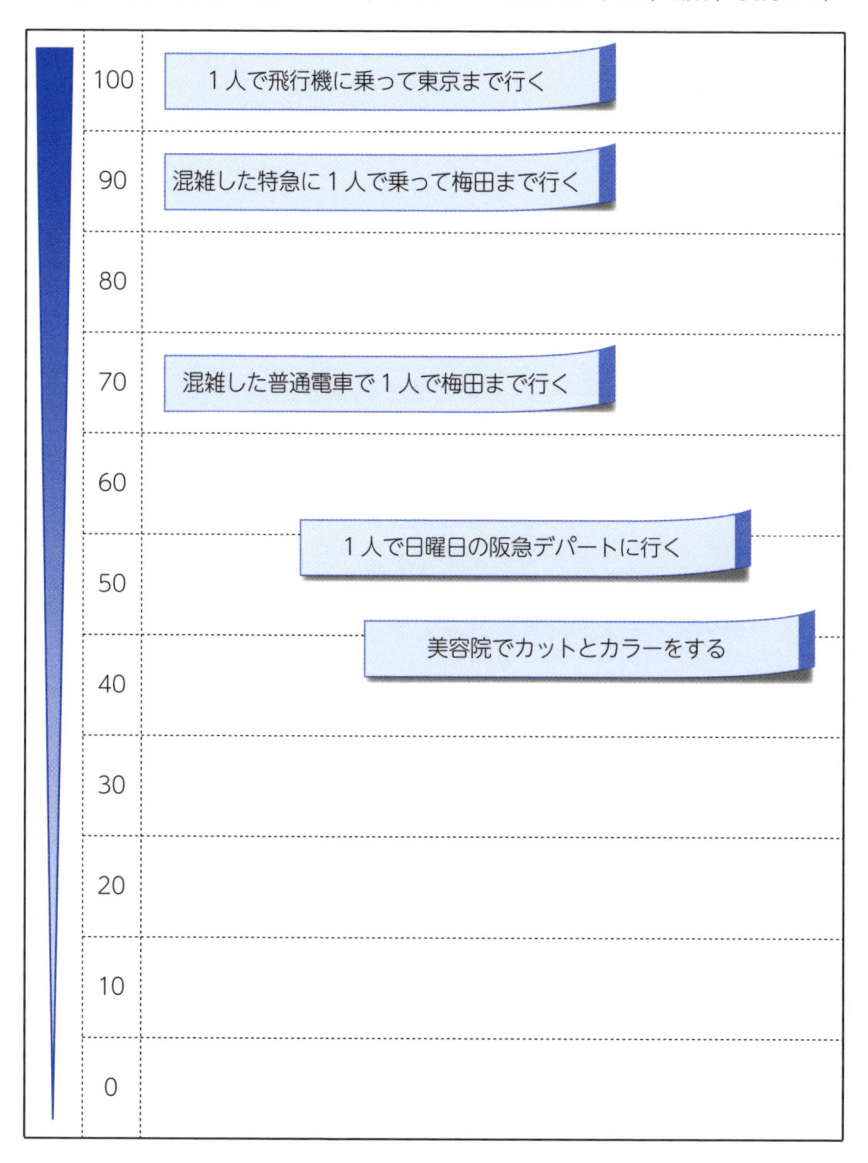

社交不安症

STEP
2

不安階層表

100：最も強い不安や不快感があり，避けてしまいたくなるような状況（もの，動作，
　　　状況など）
0：全く不安や不快感が起こらない，リラックスした状況（もの，動作，状況など）

100	
90	
80	
70	
60	
50	
40	
30	
20	
10	
0	

不安階層表（続き）

100：最も強い不安や不快感があり，避けてしまいたくなるような状況（もの，動作，状況など）

0：全く不安や不快感が起こらない，リラックスした状況（もの，動作，状況など）

100	
90	
80	
70	
60	
50	
40	
30	
20	
10	
0	

社交不安症

STEP
2

不安階層表（続き）

100：最も強い不安や不快感があり，避けてしまいたくなるような状況（もの，動作，
　　状況など）

0：全く不安や不快感が起こらない，リラックスした状況（もの，動作，状況など）

100	
90	
80	
70	
60	
50	
40	
30	
20	
10	
0	

不安階層表（続き）

100：最も強い不安や不快感があり，避けてしまいたくなるような状況（もの，動作，
　　　状況など）
0：全く不安や不快感が起こらない，リラックスした状況（もの，動作，状況など）

100	
90	
80	
70	
60	
50	
40	
30	
20	
10	
0	

社交不安症

STEP
2

予測の検証の手順

　リストアップした苦手な状況や，p112のリストを参考に1つ選んで試しにやってみましょう。

 不安階層表から実施する課題を選び，その状況を書きましょう。

 実験を行うとどうなるか，予想してみましょう（p133の自動思考リストが参考になります）。開始前の不安感・恐怖感，予想の確信度はどのぐらいでしょうか？

恐怖感・不安感　　　点（0 ～ 100点）
確信度　　　点（0 ～ 100点）

実施方法はどうしますか？　実際にチャレンジする方法について書きましょう。やめてみる安全確保行動も書いてみましょう。

実験してみた結果どうなりましたか？　実際に起きたことを書きましょう。終了時の不安感・恐怖感，予想の確信度はどのぐらいでしょうか？

　　　　　　　　恐怖感・不安感　　　点（0〜100点）
　　　　　　　　確信度　　　　　　　点（0〜100点）

学んだことや，今回の実験をさらに確かめるにはどうすればいいか，考えてみましょう。

2回目以降の実践の記録は次ページからの記録表に記入しましょう。

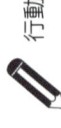 行動実験

日付	状況	予測	実験方法	結果	気づいたこと・感想
	なるべく詳細な状況を頭の中で思い描き、それを書き出しましょう	何が起こると予想しますか？それがどのようにしてわかりますか？その確信度はどのくらいですか？（0～100）	何をしますか？安全確保行動をやめることをイメージして考えましょう	何が起こりましたか？予想は正しかったですか？（予想どおり：0～予想と異なる：100）	どんなことを学びましたか？新しい発見はありましたか？予想したことが今後起こる可能性はありますか？最初の予想をさらに実験するには？
○月△日	初対面の人たちばかりが集まる飲み会に参加する	上手く話が出来ずに沈黙が続いて、変なやつだと思われる（90）	飲み会を断らずに参加してみる	つっかえながらも、なんとか話をすることができた（30）	上手く話せないのは予想どおりだったが、不安を抱きすぎている部分も多かった
○月△日	飲み会で数分の自己紹介を行わなければならない	みんな自分の話を聞かずに、思い思いに話し出す（60）	事前にカンペを用意するのをやめる	自分が自己紹介しているときは別のことをせず、真剣に聞いてくれた（0）	飲み会を断っていたら検証できない体験だったので、集まりに参加することが大切だと思った

128

✏️ 行動実験（続き）

日付	状況	予測	実験方法	結果	気づいたこと・感想

社交不安障害

🖊 行動実験（続き）

日付	状況	予測	実験方法	結果	気づいたこと・感想

行動実験（続き）

日付	状況	予測	実験方法	結果	気づいたこと・感想

さらなる自動思考・信念の検証

あなたの常識は本当？

　あなたの常識（恐れている最悪の事態や不安症状，自動思考）は本当でしょうか？　行動実験以外にも，周囲の人にインタビューをして聞いてみるという方法もあります。

インタビューのしかた
① 自動思考や信念についてリストアップし，リストアップした中から 1 つ選びましょう。リストアップには，以下の「典型的な自動思考リスト」や「典型的な信念リスト」を参考にしてみましょう。 　例）話すときに赤面していることが相手に知られると，ばかにされる ② それを使ってインタビューする質問を作成してみましょう。 　例）「赤面する人のことをどう思いますか？」 ③ 調査する人数（可能な限り多くの人数），対象（性別，年齢層など）を設定しましょう。 　例）人数は 5 人で，父，母，田舎の祖母，中学時の友人，バイト先の先輩 ④ 作成した質問紙を知り合いや家族に配布，もしくはその場でインタビューを行い，調査結果から得られたことを記入しましょう。

典型的な自動思考リスト

😺上手に話せず，どもってしまう
😺しどろもどろになってしまう
😺変な話し方になってしまう
😺つい失礼なことを言ってしまう
😺相手を傷つけてしまう
😺嫌われてしまう
😺ばかだと思われる
😺挙動不審と思われる
😺拒絶される
😺汗ばんでいることに気づかれる
😺顔が赤くなっていることに気づかれる
😺手や声，体のふるえが抑えられない
😺つまらない人間だと思われる
😺不安の強い，小心者だと思われる
😺じろじろ見られるのではないか
😺変な人だと，目をそらされるのではないか

典型的な信念リスト

😺私は他人に弱いところを見せてはいけない
😺もし私が対人場面でミスをおかしたら，人は私を拒絶する
😺私は，優秀な人間にならなければいけない
😺不安は弱さのサインである
😺私の不安は他人から見てわかりやすい
😺私は他の人から認められなかったら価値がない
😺私が不安であることを誰にも気づかれてはならない
😺他者が本当の私のことを知ってしまったら，嫌いになるだろう
😺私が優秀な人間，おもしろい人間でなかったら，好きになってもらえない
😺私はつまらない人間だ

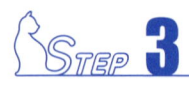

STEP 3

ふりかえり

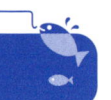

社交不安症　再チェックリスト

| | | | 記入日： | 年 | 月 | 日 |

あてはまる項目にチェックをしてみましょう

● 以下の状況で強い恐怖感や不安感を感じたり，避けたりすることはありますか？

恐怖
不安　回避

- ☐　☐　他の人に聞こえる状況で話したり，携帯電話で電話をかけたりすること
- ☐　☐　少人数のグループ活動に参加をする
- ☐　☐　レストランや食堂など，ほかの人がいる公共の場所で食事をする
- ☐　☐　人と一緒に公共の場所でお酒（飲み物）を飲む
- ☐　☐　新年会，クラス会，飲み会など社交的な集まりに参加する
- ☐　☐　学校の先生や会社の上司など，権威ある人と話をする
- ☐　☐　たくさんの人の前で歌を歌ったり，演技をしたり，スピーチをする
- ☐　☐　知らない人が大勢参加する集まりに行く
- ☐　☐　他の人に見られている状況で，仕事や勉強をする
- ☐　☐　自分が主導して会議の進行やイベントの司会などを行う
- ☐　☐　よく知らない人に頼み事や連絡などの電話をかける
- ☐　☐　よく知らない人たちと打ち合わせや議論などの話をする
- ☐　☐　まったく初対面の人と会う
- ☐　☐　公衆トイレで用を足す
- ☐　☐　他の人たちが着席している部屋に入っていく
- ☐　☐　会議や発表の場で自分の意見を言う
- ☐　☐　よく知らない人に対してはっきりと反対の意をとなえる
- ☐　☐　よく知らない人と目を合わせる
- ☐　☐　仲間の前で報告をする
- ☐　☐　誰かを誘おうとする
- ☐　☐　品物のサイズや，気に入らないという理由で店に品物を返品する
- ☐　☐　バスや電車で人と向かい合わせになる
- ☐　☐　人がたくさん並んでいる列に並ぶ（電車や食堂など）
- ☐　☐　強引なセールスマンに抵抗する

● 以上のような状況が1カ月以上続いている

　　☐YES　　　☐NO

再発予防のために

　これまでに学んだことを振り返り，他の課題に対しても自分自身で取り組めるようにしていきましょう。過去と現在を比較して自分がやってきたことを確認し，取り組みを行う理由や目標についても認知行動療法を行うごとに再確認するようにしましょう。

　冊子で学んだことを，定期的に振り返り，改善された点に関しては，何度も同じことを繰り返して定着させていくようにしましょう。そのために，以下のシートに過去，現在の症状や，現在できていること，これからできそうなことを記入して，日々の対処に活用していきましょう。

社交不安症

 あなたの症状について，最悪のとき，どのような気分や体調不良で苦しんでいましたか？
仕事や学業，趣味や家事がどのように妨害されていましたか？

 過去と比べて，現在はどのような部分が改善していますか？

STEP
3

あなたの問題を維持していた要因は何でしたか？
どんな状況が苦手で，どう考えていましたか？　どのような信念をもっていましたか？
逆効果を招く行動や安全確保行動など，どんな行動をしていましたか？

これまでの回復を継続・強化していくために，何ができるでしょうか？
日常生活で気を付けることや，認知行動療法で学んだことでの工夫は何でしょうか？
今後はどのように問題に対処していきますか？

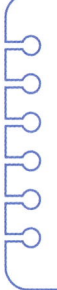

参考文献
・David H. Barlow，他；伊藤正哉，他・訳：不安とうつの統一プロトコル；診断を越えた認知行動療法ワークブック．診断と治療社，2012
・Stopa L, et al：Cognitive processes in social phobia. Behav Res Ther, 31：255-267, 1993
・清水栄司：自分で治す「社交不安症」．法研，2014
・吉永尚紀，他：社交不安障害（社交不安症）の認知行動療法マニュアル．不安症研究，7（Special issue）：42-93，2016

第3章
恐怖症

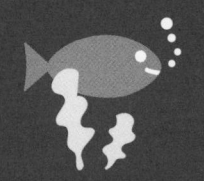

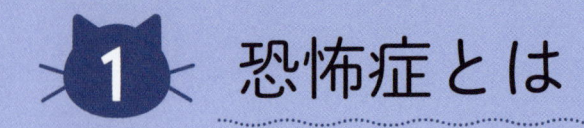

1 恐怖症とは

恐怖症の基礎知識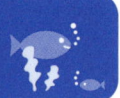

恐怖症とはこんな病気です

🐾特定のものごとや状況に対する不安・恐怖・嫌悪により，強い苦痛を感じたり，動悸や発汗，ふるえなどの身体的な症状が出現したりします。

🐾多くの場合，それらに対する不安・恐怖・嫌悪は，実際の危険性とはつり合わないもので，周囲の人からは過剰なものとみなされます。

🐾恐怖の対象や状況を避けるようになり，日常生活に支障を来してしまいます。

🐾およそ10人に1人が生涯に一度はなんらかの恐怖症を示します。また，男性よりも女性に多い傾向があるといわれています。

🐾パニック症や社交不安症より有病率が高いにもかかわらず，病気であると認識されないことが多く，実際に受診につながる患者さんは一部に限られます。

うつ病や適応障害になることも

　症状が進むと，生活への支障が大きくなったり，苦痛を感じることが増えていったりします。そのことがストレスとなり，2次的にうつ病や適応障害になってしまうおそれもあります。

恐怖症の対象と分類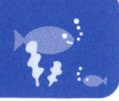

　精神医学における代表的な診断マニュアル「DSM-5®」では，恐怖症をその対象ごとに以下の5つに分類しています[1]。

---

① **動物**：クモ，昆虫，犬 など

② **自然現象**：台風，地震，雷，水 など

---

③ **血液・注射・怪我**：注射針，医療的処置を受けたり見たりすること など

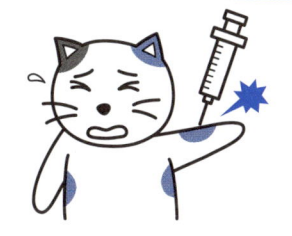

---

④ **状況**：飛行機，電車，自動車，エレベーター，橋，トンネル，その他の高所，閉所 など

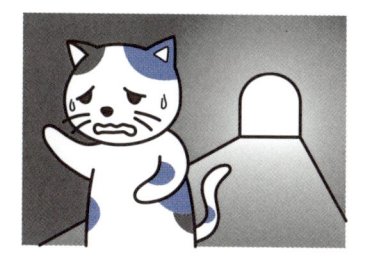

---

⑤ **その他**：窒息，嘔吐，騒音 など

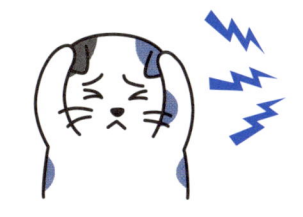

　これらの分類のうち1つだけが対象になることもあれば，複数が恐怖症の対象になることもあります。また，上記の分類の他にも，主に「動悸，発汗などが生じるもの（自律神経系の交感神経の亢進によるもの）」と「気を失って倒れるもの（血管迷走神経系の反射によるもの）」といったように，身体症状の種類で分類する考え方や，「恐怖感の強いタイプ」と「嫌悪感が強いタイプ」といったように心理的反応で分類する考え方などもあります。

　分類によって治療法や治療方針に大きな違いがあるわけではありませんが，対象によっては治療のコツや工夫が若干異なる場合があります。自分がどのような対象や状況に対して，どのような身体反応を示し，どのような気持ちになるのかを知っておくことは，治療を進めていくうえで役に立つ可能性があります。次のページにまとめてみましょう。

恐怖症の症状リスト

😺 対象・状況

😺 その対象や状況に接することで生じる体の反応

例）動悸，息切れ，発汗など

😺 その対象や状況に接することで感じる気持ち

例）不安感，心配，恐怖感，嫌悪感など

恐怖症と関連のある病気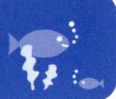

パニック症

　パニック症の患者さんの多くは，発作が起きた状況や，その状況に類似した状況を避けるようになる広場恐怖という症状を示します。パニック発作は，乗り物や狭い所などで起きやすいため，恐怖症と同じような状況が不安や恐怖の対象となる場合があります。このように，2つには共通する要因が多いため，パニック症なのか恐怖症なのか，一見すると見分けがつきにくいというケースは比較的多くみられます。

　見極めのポイントは2つあります。1つ目は恐怖・不安の対象が明確に特定できるかどうかという点です。恐怖症は必ず不安や恐怖を引き起こす特定の対象や状況があります。一方，パニック症では，不安・恐怖感を引き起こす発作が起きやすい状況はあるものの，特定の状況に限って起こるわけではありませんし，状況とはまったく無関係に突然起こることもあります。対象や理由のない突然の不安・恐怖感がパニック症の特徴の1つといえます。

　見極めのポイントの2つ目は，恐怖の対象が何かということです。恐怖症は，例えば「飛行機に乗るのが怖い」「飛行機が墜落するのが怖い」「体が浮く感覚が怖い」など飛行機に乗るという体験に関連する恐怖が中心ですが，パニック症の場合は発作そのものが恐怖の中心です。

　恐怖症とパニック症は非常に似通った症状を示し，多くの部分は治療の方法も共通していますが，後述するエクスポージャー療法を効果的に行っていくうえでは，中核的な不安・恐怖が何なのかを見極めることが重要となります。詳しくはp20からのパニック症の章を参照してください。

社交不安症

　社交不安症は，主に**人から見られたり評価されたりする場面**で強い不安や恐怖を感じ，日常生活に支障を来す疾患です。こちらも恐怖症と共通する側面が多く，社交不安症は社交場面に対する恐怖症と捉えることができるでしょう。

　恐怖や不安の対象が，他の人との関わりに関するものである場合は，社交不安症と診断されます。例えば，エレベーターに乗ることが怖いという場合に，狭い空間が怖い，落ちてしまうことが怖いなど，エレベーターそのものに関する不安や恐怖が強い場合は恐怖症とみなされます。しかし，エレベーターの中で他人と乗り合わせるのが怖い，乗り合わせた人に見られている気がして怖いといったように，対人接触に起因する不安や恐怖が強い場合は，社交不安症とみなすべきでしょう。社交不安症も治療の多くの部分は恐怖症と共通していますが，焦点をあてる対象が異なってきてしまいますので，中核的な不安・恐怖がどちらか正確に見極めたうえで治療を行うことが効果的です。詳しくはp78からの社交不安症の章を参照してください。

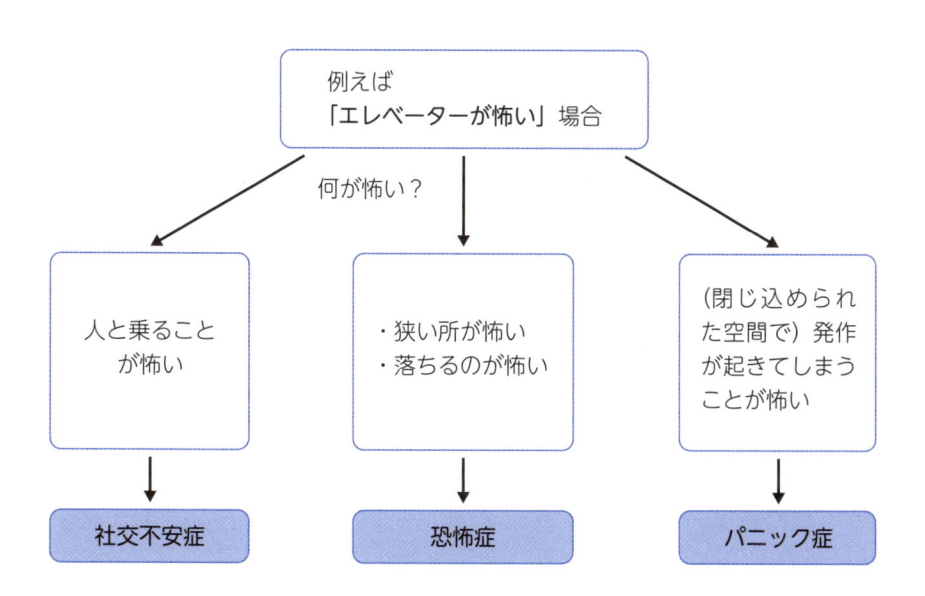

2 恐怖症の認知行動療法

まずは自分の状態を知ってみましょう

安全確保行動とは

　安全確保行動とは，恐怖症の対象となるものや状況を避けたり，不安や恐怖，嫌悪感を抑えたりするためにとる行動のことをさします。

　安全確保行動はそれ自体に良い悪いはありません。しかし，安全確保行動は本人も意図しないうちに習慣化していくというデメリットがあります。不安や恐怖，嫌悪感を抱いているときに，その不快な体験から逃れられるのですから，次に不安や恐怖を感じたときに，自分でも意識しないまま同じような行動を繰り返す可能性は高くなります。

　「安全確保行動をしなかったら大変なことになっていたかもしれない」「安全

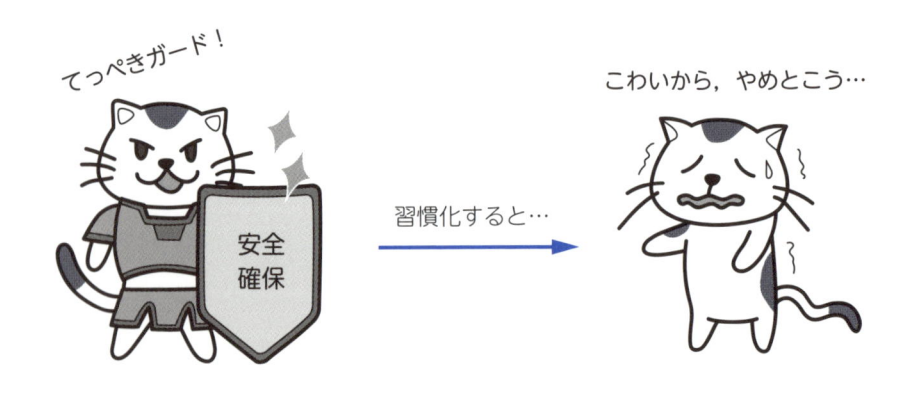

確保行動のおかげで助かった」と考えることが，次に安全確保行動をとるきっかけになることもあるかもしれません。こうして安全確保行動は常習化していき，「不安・恐怖・嫌悪感」から「安全確保行動」，そして「安心」という一連の流れが定着していくことになります。

このことの一体何が問題なのでしょうか？　すぐに安心できることはメリットでしかないように感じるかもしれません。しかし，一旦安全確保行動が習慣化すると，どんどんその頻度は増え，やがてささいな不安でも安全確保行動が必要になってきます。

するとしだいに，安全確保行動のせいで本来やるべきことができなくなったり，やりたいことを諦めたりすることが多くなっていきます。短期的な安心と引き換えに，生活がどんどん不自由になっていくのです。それは安全確保行動を通じて，恐怖症に生活を支配されているようなものなのかもしれません。もしあなたがそのような状況に置かれているのだとしたら，徐々に安全確保行動を減らしていき，最終的には別の方法で不安や恐怖に対処できるようにしていけるほうがよいでしょう。

 よく行う安全確保行動にチェックをつけ，その他に行っていることがあれば書き加えてみましょう

□ 不安や恐怖，嫌悪を感じるものごとや状況をあらかじめ避ける

□ 不安や恐怖，嫌悪を感じたときに，そのものごとや状況から逃げる

□ 落ち着くように自分に言い聞かせる

□ そばにあると安心できるものを持っておく

□ 一緒にいると安心できる人にそばにいてもらう

□ 他のことを考えて，注意をそらす

□ 頓服薬を飲む

□ 呼吸法など，リラックスをする努力をする

症状のセルフモニタリング

　セルフモニタリングとは，「不安感や恐怖感，嫌悪感はどの程度であったか」「何を考えたか（認知）」「体にはどんな症状が生じたか」「どう行動したか」などを自分自身で観察し，自身の中で何が起きているのかを整理する方法です。

　どのような症状や状況を観察するのかによって記載形式や記入する内容は異なりますが，あとで振り返ってわかるように，記録用紙に出来事を細かく書き出し，客観的に観察することで自分自身の状態を把握することができます。

　セルフモニタリングを行うことで，自分自身で認知行動療法を行う際に，どこに問題が生じていて，何から取り組めばよいのかについても理解がしやすくなります。まずは簡単なものでもかまわないので，不安や恐怖を感じたときに記録をつけるようにしてみましょう。

症状のセルフモニタリング（記入例）
恐怖症の症状がいつ生じているのか，どういうときに出るのか，状況を把握してみましょう

日付	状況	不安感／恐怖感／嫌悪感（0〜100点）	認知	身体症状／身体感覚	行動
	なるべく詳細な状況を頭の中で思い描き，それを書き出しましょう	状況が生じたときの不安感・恐怖感・嫌悪感はどのくらいでしたか？	不安感・恐怖感・嫌悪感が高まったとき，どんなことを考えたり，想像していましたか？	体にはどんな症状や感覚が生じていましたか？	不安感・恐怖感・嫌悪感が高まったとき，どのような行動を取りましたか？
○月△日	（閉所恐怖症の一例）食事に行った飲食店が入っているビルのエレベーターが古くて狭かった	不安感（80）恐怖感（70）	エレベーターが止まって閉じ込められてしまう想像をした。目的の階に着くまでに降りるべきだろうかと考えた	動悸，血の気が引くような感覚	腕を組んで背中を丸めるような姿勢で耐え忍んだ
	（嘔吐恐怖症の一例）子どもの体調が悪そうで「少し気持ち悪い」と発言した	恐怖感（80）不安感（80）嫌悪感（50）罪悪感（50）	子どもが嘔吐する場面を想像した。いますぐ子どもから離れたい。子どもの心配が後回しになるなんてダメな親だと考えた	動悸，手のひらに汗をかく，背筋がゾクゾクするような感覚	すぐに母親に自宅まで来てもらい，嘔吐した場合に対処してもらえるようにした。「気持ち悪くないか？」と繰り返し子どもに確認した

147

STEP
1

恐怖前

症状のセルフモニタリング（続き）

日付	状況	不安感／恐怖感／嫌悪感 （0〜100点）	認知	身体症状／ 身体感覚	行動

✏️ 症状のセルフモニタリング（続き）

日付	状況	不安感／恐怖感／嫌悪感 （0〜100点）	認知	身体症状／ 身体感覚	行動

STEP
1

治療前

✏️ 症状のセルフモニタリング（続き）

日付	状況	不安感 / 恐怖感 / 嫌悪感 （0〜100 点）	認知	身体症状 / 身体感覚	行動

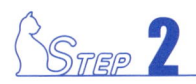

STEP 2

実践してみましょう

安全確保行動のやめ方・減らし方

　安全確保行動のやめ方・減らし方にはコツがあります。**一気にすべてをやめる必要はありません**。安全確保行動を一気にやめて苦手な状況にチャレンジすることは，とてつもなく怖いことだと思います。やめられそうなことから少しずつ減らしていけばいいのです。何からやめていくかは，その安全確保行動をするメリット（利点）が大きいか，デメリット（代償）が大きいかを考えてみてください。

　例えば飛行機恐怖症の場合，「飛行機に乗らないようにする」という安全確保行動には，「恐怖感を感じなくて済む」という利点がありますが，「遠方への移動に時間がかかる」「海外に行くことができない」などの代償が生じます。その場合，出張がある仕事には就くことが難しいでしょうし，家族や友人にも後ろめたい思いをすることが多くなるなど，代償が生じます。

　一方，「飛行機に乗る日の朝には薬を飲む」という安全確保行動には，「恐怖感を抑制できる」「なんとか恐怖感をコントロールできた」という自信がつくなどの利点がありますが，「薬を飲まないと飛行機に乗れない」「薬を飲み続けなければならない」と行った代償が生じます。しかし，こうした安全確保行動によって飛行機に乗ることができるのであれば，「薬を飲む」ことには十分な利点があると考えられないでしょうか？　少なくとも，飛行機に乗ることを諦めてしまうよりは，ずっとマシなのではないかと思います。

　このように，安全確保行動にはその代償を差し引いても得られる利点が大きいものがあります。最終的にはすべての安全確保行動をやめることを目標とするほうがよいかもしれませんが，**まずは大きな代償を払わなくてはならない安全確保行動から**やめていけるといいでしょう。

　安全確保行動は自転車の補助輪のようなものです。補助輪なしで自転車に乗

れることが理想的ですが，今のあなたは自転車に乗ると転んでしまうことがあり，自転車に乗ることに強い恐怖を感じています。そのとき，自転車に乗ること自体を諦めてしまうよりは，補助輪をつけてでも乗ることができるほうが，豊かな生活を送れるのではないでしょうか？

　補助輪をつけて自転車に乗れる自信がついたら，2つあった補助輪を1つにしたり，でこぼこ道を走るときだけ補助輪をつけ，平らな道では外したりできるようにしてみましょう。いつかは補助輪なしで，どんな道でも自由に自転車に乗れるようになるはずです。

　p145でリストアップした安全確保行動の中から，生活に大きな支障が出ている安全確保行動，補助輪の役目を果たす（いずれは減らしていける）安全確保行動を確認してみましょう。

　安全確保行動は，のちに出てくる行動実験でも扱っていく大切な課題です。いま一度，どのような安全確保行動があるか，日々の生活でも注意深く観察し，症状のセルフモニタリングとして，記録に書き込んでおきましょう。

エクスポージャー療法：認知行動療法の中心課題

エクスポージャーとは"さらす"という意味で，**これまで避けていた不快な刺激や感覚・感情を積極的にありのまま体験していく**ことを指します。苦手な対象や状況に直面すると，つい安全確保行動をとってしまいますが，それとは真逆のことをするということです。安全確保行動は一時的な安心をもたらしてくれますが，安全確保行動をとらなくても不安や恐怖，嫌悪感が自然に下がっていくことや，苦手な対象や状況に少しずつ慣れる機会を奪ってしまいます。長期的にみると，いつまで経っても苦手なものが苦手なままです。恐怖症を克服するためには，あえて恐怖や不安，嫌悪感を抱くような場面に繰り返し自分をさらしていくことが効果的です。このような方法を認知行動療法ではエクスポージャー療法（曝露療法）とよんでいます。

詳しくは，次ページの図を見てください。

恐怖症

STEP
2

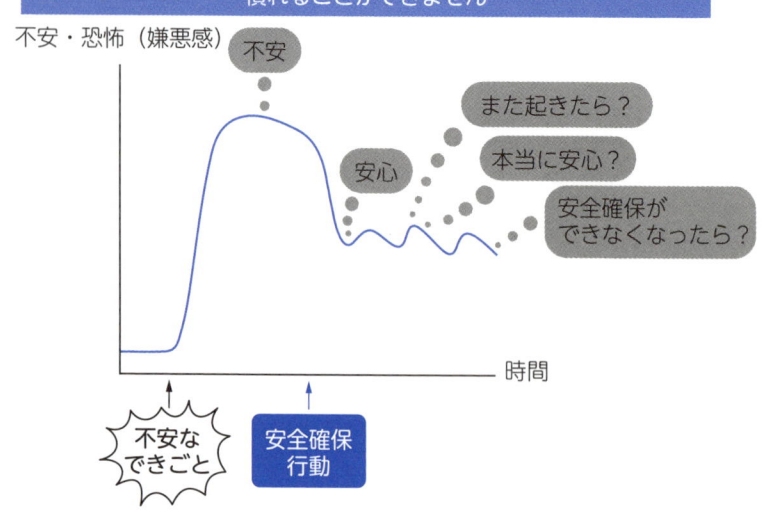

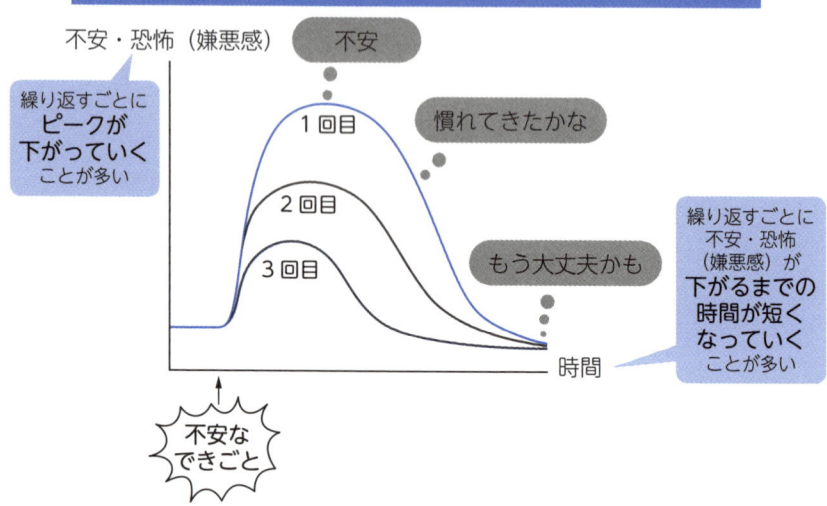

治療目標の設定

エクスポージャー療法は，**自分から不安や恐怖を積極的に引き起こして受け入れてく治療法**です。実施にあたってはやり遂げられそうな課題から少しずつ始め，できるだけ負担が少なくなるような工夫をしますが，決して楽な治療法ではありません。そのため，「何のためにエクスポージャー療法をするのか？」「エクスポージャー療法によって恐怖症を克服したら，どんなことをしたいのか？」といった**目標を明確にしておくことが大切**です。エクスポージャー療法に取り組んでいくと，時には恐怖を前に後ずさりしそうになることがあります。そんなとき，自分の中にしっかりと目標があると，そのことが支えになったり背中を押したりしてくれます。

恐怖症に立ち向かっていくにあたって，現在の生活の中で，恐怖症を理由に避けていること，諦めてしまっていることはどんなことでしょうか？　この文章を最後まで読み終えたときに，いま苦しんでいる症状が魔法のように消えてしまったとしたら，次の瞬間からあなたは何をしたいでしょうか？

実際にエクスポージャー療法を始める前に，**少し時間を取って目標について考えてみましょう**。まずは，恐怖症によって避けていること・諦めていることをリストアップしていきます。次にそのリストを参考に，短期目標，中期的目標，長期的目標といった段階ごとの目標を考えてみましょう。また，立てた目標は適宜振り返り，追加・修正していきましょう。

恐
怖
症

STEP
2

恐怖症によって避けている・諦めていること

 かつてはできていたのに恐怖症を発症してからできなくなったこと，本当は
したいのに諦めていることは，どんなことでしょうか？

例）飛行機に乗って海外旅行に行く，飲み会に行く，健康診断に行く

できるようになりたいこと・達成したいこと

 恐怖症を克服したらやりたいこと，できるようになりたいことはどんなこと
でしょうか？

🐾 短期的目標（この1〜2カ月で達成したいこと）

🐾 中期的目標（認知行動療法に少し慣れてきたら達成したいこと）

🐾 長期的目標（数年後に達成したいこと）

エクスポージャー療法を行う際の注意点

　苦手な対象や状況に対してエクスポージャー療法を行っていく際には，**やみくもにチャレンジをするのではなく，効果的な順序で，計画的に行っていく**のがよいでしょう。

　もしあなたが筋力トレーニングを始めるとしたら，最初にどんなダンベルを選ぶでしょうか？　持ち上げられるかわからないほど重いダンベルだと，思わぬケガをしてしまうかもしれませんし，そもそも持ち上げることすらできないかもしれません。逆に軽すぎるダンベルだと，軽々と持ち上げることができる一方，筋肉に負荷がかからず，いつまでたっても体が鍛えられません。最初のダンベルとして最適なのは，そこそこ重さを感じるけど，失敗なく確実に持ち上げられるダンベルなのではないでしょうか。

　エクスポージャー療法も同じです。不安や恐怖，嫌悪感は抱くものの，おそらく**やり遂げられると思える課題**（8割くらいの確率で達成，成功できそうなもの）**から始めていき，徐々に難易度を上げていく**方法がおススメです。どの課題から取り組むかを決めるには，次に紹介する不安階層表を活用しましょう。

不安階層表をつくってみましょう

　不安階層表は，**不安や恐怖，嫌悪感を抱く状況をその不安のレベルの順番に並べていくもの**です。自分が何をどれくらい怖がっているのかがわかり，エクスポージャー療法の課題を検討するうえで非常に役に立ちます。まずは，不安・恐怖・嫌悪感を抱く状況をリストアップし，0〜100の間で不安・恐怖・嫌悪感を評価し，当てはまるところに並べてみましょう。

　状況はある程度細かく具体的にする必要があります。例えば「注射をする」という状況も，予防接種と採血，あるいは点滴で不安・恐怖感が異なる場合は，それぞれ「予防接種をする」「採血をする」「点滴をする」と分けて書くほうがいいでしょう。また，医療機関の種類や規模，雰囲気，処置をする医療者がどんな人か，1人なのか，信頼できる家族と一緒なのかといった要素が不安・恐怖感のレベルに影響することもあるので，その違いがわかるように表を

作成できるといいでしょう。

　階層表はエクスポージャー療法の準備でもありますが，その作業によって「どんなことを不安に感じているのか」「その状況をどんな風に捉えているのか」といった自身の考え方や捉え方を知ることにもつながります。

　実際に階層表を作る際には，下準備として，まずは順序にこだわらず苦手な状況を書き出してみることをおススメします。p156の「恐怖症によって避けている・諦めていること」「できるようになりたいこと・達成したいこと」でリストアップした内容も参考にしてみましょう。

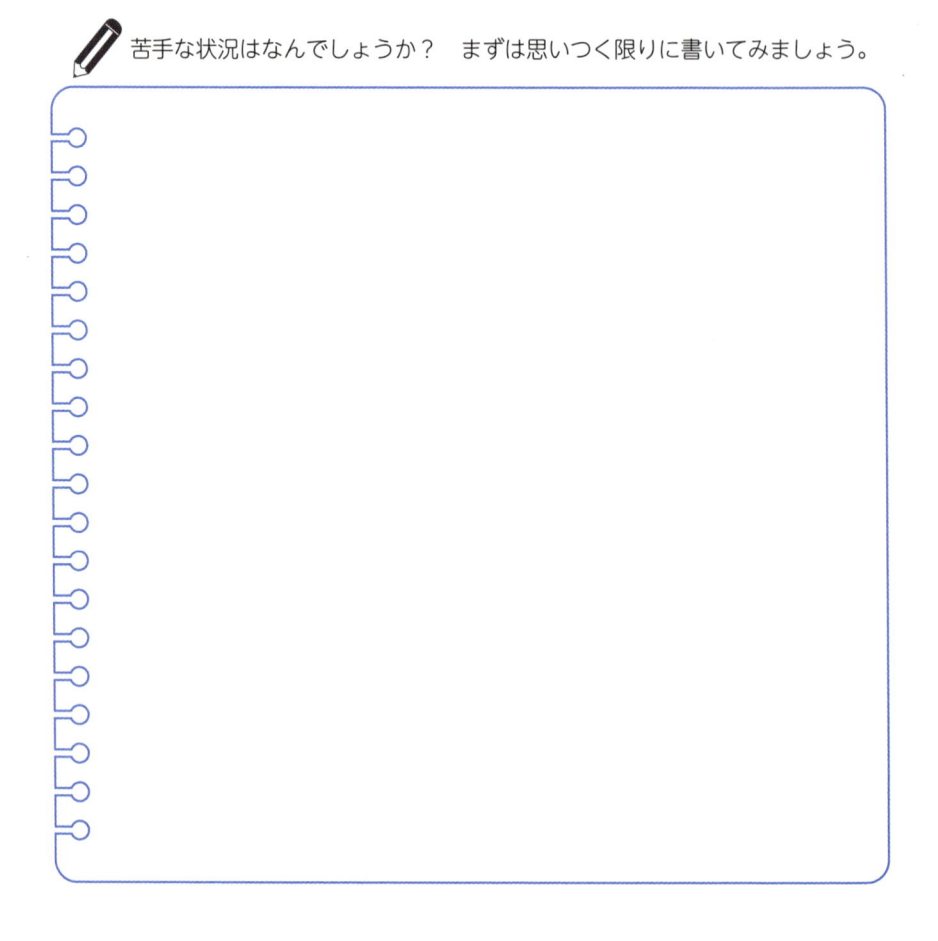

苦手な状況はなんでしょうか？　まずは思いつく限りに書いてみましょう。

付せんを用いた不安階層表の使い方

　不安階層表を作る際に，付せんを活用する方法もあります。

　この方法は恐怖・不安・嫌悪感を抱く状況の項目を何度も並べ替えることができるので，最初に表を作るときに作業がしやすく，不安・恐怖・嫌悪感が変化したときにもすぐに移動させることができます。日付を書いた付せんを貼って表全体を携帯電話のカメラで撮影しておくと，エクスポージャー療法の成果がわかるのでおススメです。以下の手順に従って試してみてください。

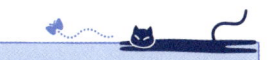

【方法 1】

① 不安・恐怖・嫌悪感を感じる場面を 1 つずつ付せんに書き出す。
② 当てはまる不安・恐怖・嫌悪感レベルの欄に付せんを貼りつける。
③ 新しい付せんを 1 枚用意し，日付を書き込み，表の枠外に貼りつける。
④ 表全体が写るように携帯電話のカメラなどで撮影する。
　　　　　　　　　＜一定期間が経ったら…＞
⑤ あらためて不安・恐怖・嫌悪感のレベルを考え，変化している項目があれば移動させる。
⑥ 日付を書き込んだ付せんを貼り付け，再度撮影する。
⑦ 撮影した複数の不安階層表を比較する。

【方法 2】

① 「方法 1」の①，②を行う。
② すべての付せんに，日付とその時点での不安・恐怖・嫌悪感を書き込む。
　　　　　　　　　＜一定期間が経ったら…＞
③ あらためて不安・恐怖・嫌悪感のレベルを考え，変化している項目があれば移動させる。
④ 付せんに書いてある当初の不安・恐怖・嫌悪感のレベルと現在のレベルを比較する。

不安階層表（嘔吐恐怖の記入例）

100：最も強い不安や不快感があり，避けてしまいたくなるような状況（もの，動作，
　　状況など）
0：全く不安や不快感が起こらない，リラックスした状況（もの，動作，状況など）

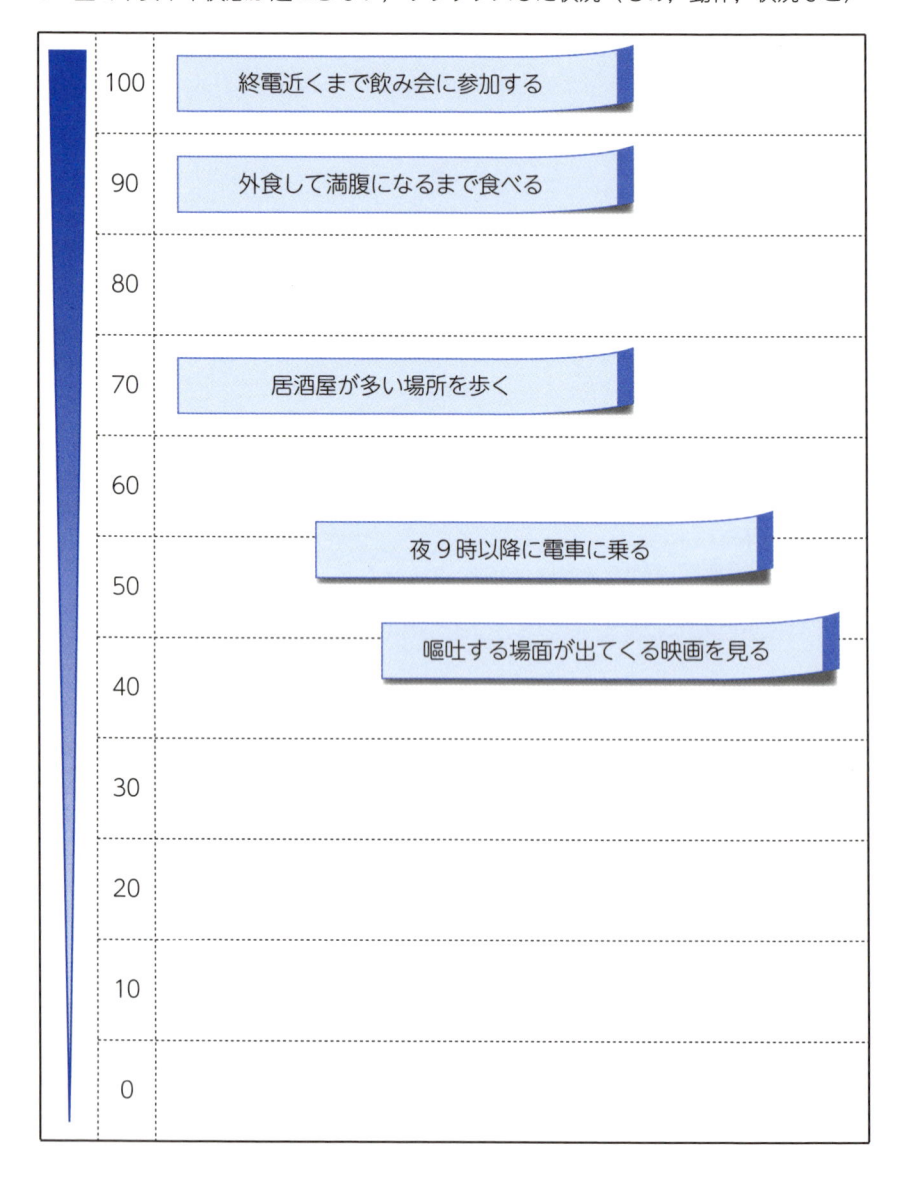

不安階層表

100：最も強い不安や不快感があり，避けてしまいたくなるような状況（もの，動作，状況など）

0：全く不安や不快感が起こらない，リラックスした状況（もの，動作，状況など）

100	
90	
80	
70	
60	
50	
40	
30	
20	
10	
0	

恐怖症

STEP 2

不安階層表（続き）

100：最も強い不安や不快感があり，避けてしまいたくなるような状況（もの，動作，状況など）

0：全く不安や不快感が起こらない，リラックスした状況（もの，動作，状況など）

100	
90	
80	
70	
60	
50	
40	
30	
20	
10	
0	

不安階層表（続き）

100：最も強い不安や不快感があり，避けてしまいたくなるような状況（もの，動作，状況など）

0：全く不安や不快感が起こらない，リラックスした状況（もの，動作，状況など）

100	
90	
80	
70	
60	
50	
40	
30	
20	
10	
0	

恐怖症

STEP 2

不安階層表（続き）

100：最も強い不安や不快感があり，避けてしまいたくなるような状況（もの，動作，状況など）

0：全く不安や不快感が起こらない，リラックスした状況（もの，動作，状況など）

100	
90	
80	
70	
60	
50	
40	
30	
20	
10	
0	

エクスポージャー療法の実践

　不安階層表を作成することができたら，その中から1つを選んで実際にチャレンジをしてみましょう。先ほど述べたとおり，**まずは点数が50点以下の低いもの**の中から課題を選んでいくことをおススメします。エクスポージャー療法の効果という観点からは，成功するであろうという見込みが70％くらいのものが最適ですが，最初は80〜90％の自信がもてるものから挑戦していってもかまいません。大切なことは，**自分のペースを守りながらも着実に実施していく**ことです。認知行動療法では**スモールステップの原則**とよばれることもありますが，階段を登るように，少しずつではあっても1段1段を確実に登っていくイメージです。無理に段を飛ばして駆け上がり，転んでしまうことがないよう，この原則を守りながら進めていってください。実践した記録は，次のページからの記録表に残していきましょう。

恐
怖
症

STEP
2

✏ エクスポージャー療法

日付	実施した課題	最初の 不安感 / 恐怖感 / 嫌悪感 (0~100 点)	終わったときの 不安感 / 恐怖感 / 嫌悪感 (0~100 点)	気づいたこと・感想

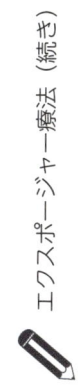 エクスポージャー療法（続き）

日付	実施した課題	最初の 不安感/恐怖感/嫌悪感 （0〜100点）	終わったときの 不安感/恐怖感/嫌悪感 （0〜100点）	気づいたこと・感想

恐怖症

STEP 2

167

✎ エクスポージャー療法（続き）

日付	実施した課題	最初の 不安感/恐怖感/嫌悪感 （0〜100点）	終わったときの 不安感/恐怖感/嫌悪感 （0〜100点）	気づいたこと・感想

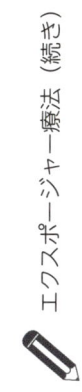

エクスポージャー療法（続き）

日付	実施した課題	最初の 不安感 / 恐怖感 / 嫌悪感 （0〜100点）	終わったときの 不安感 / 恐怖感 / 嫌悪感 （0〜100点）	気づいたこと・感想

恐怖症

STEP
2

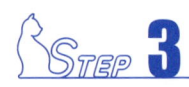

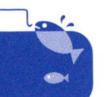

ふりかえり

再発予防のために

　これまでに学んだことを振り返り，他の課題に対しても自分自身で取り組めるようにしていきましょう。過去と現在を比較して自分がやってきたことを確認し，取り組みを行う理由や目標についても認知行動療法を行うごとに再確認するようにしましょう。

　本書で学んだことを定期的に振り返り，改善された点に関しては何度も同じことを繰り返して定着させていくようにしましょう。そのために，以下のシートに過去・現在の症状や，現在できていること，これからできそうなことを記入して，日々の対処に活用していきましょう。

あなたの症状について，最悪のとき，どのような気分や体調不良で苦しんでいましたか？
仕事や学業，趣味や家事がどのように妨害されていましたか？

過去と比べて，現在はどのような部分が改善していますか？

 ・あなたの問題を維持していた要因は何でしたか？
・どんな状況が苦手で，どう考えていましたか？　どのような信念をもっていましたか？
・逆効果を招く行動や安全確保行動など，どんな行動をしていましたか？

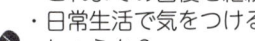 ・これまでの回復を継続・強化していくために，何ができるでしょうか？
・日常生活で気をつけることや，認知行動療法で学んだことでの工夫は何でしょうか？
・今後はどのように問題に対処していきますか？

【引用文献】
1) 髙橋三郎, 他・監訳, 染矢俊幸, 他・訳：DSM-5® 精神疾患の診断・統計マニュアル, pp 195-200, 医学書院, 2014

索 引

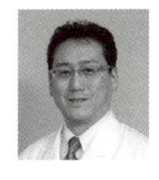

稲田　泰之
Yasushi Inada

略歴

大阪医科大学附属病院神経精神医学教室　講師を経て，
平成17年　稲田クリニック　開院
平成27年　医療法人悠仁会　北浜クリニック開院
現在　　　医療法人悠仁会　理事長

資格など

・日本精神神経学会　専門医・指導医
・日本総合病院精神医学会　専門医・指導医
・日本不安症学会　評議員
・日本産業ストレス学会　理事
・厚生労働省大阪労働局　地方労災医員
・一般社団法人日本ストレスマネジメント研究所　代表理事
・一般社団法人日本産業カウンセラー協会関西支部　顧問
・I-QUON株式会社　統括医
・大阪医科大学神経精神医学教室，同大学衛生学・公衆衛生学教室，関西大学
　臨床心理専門職大学院，梅花女子大学看護保健学部，四條畷学園大学看護学
　部　非常勤講師

主な活動

開業の傍ら，医師会・診療所協会をとおして地域の精神保健事業に協力し，行
政機関・企業などの産業医や相談医も務めている。パニック障害専門外来など
長く大学病院外来で臨床・研究を行っていた経験から，不安症やうつ病などの
ストレス関連疾患の治療，産業精神保健を専門にしている。また，E-mailを用い
た認知行動療法に関連した特許を取得している（特許登録番号：5197393）。

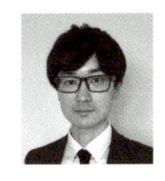

楠　無我
Muga Kusunoki

略歴

平成24年　I-QUON株式会社　入社
現在　　　同社代表取締役

主な資格・活動

・公認心理師，臨床心理士
・厚生労働省大阪労働局　労災精神障害専門調査員
・一般社団法人日本ストレスマネジメント研究所　理事

パニック症・社交不安症・恐怖症患者さんのための

認知行動療法やさしくはじめから

定価　本体2,000円（税別）

2019年6月20日　発　行

著　者　　稲田 泰之　楠 無我

発行人　　武田 正一郎

発行所　　株式会社　じ ほ う

　　　　　101-8421　東京都千代田区神田猿楽町1-5-15（猿楽町SSビル）
　　　　　電話　編集　03-3233-6361　販売　03-3233-6333
　　　　　振替　00190-0-900481
　　　　　＜大阪支局＞
　　　　　541-0044　大阪市中央区伏見町2-1-1（三井住友銀行高麗橋ビル）
　　　　　電話　06-6231-7061

©2019　　　　　　　　　　　組版　スタジオ・コア　　　印刷　音羽印刷㈱
Printed in Japan